SITZEN

Meditationspraxis

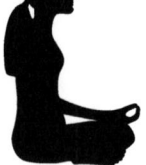

Gitta Kistenmacher

SITZEN

Meditationspraxis

Yogatypische und buddhistische Praktiken

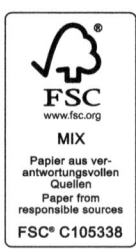

Bibliografische Information der Deutschen Nationalbibliothek
Die Deutsche Nationalbibliothek verzeichnet diese Publikation in der
Deutschen Nationalbibliografie; detaillierte bibliografische Daten sind
im Internet über http://dnb.dnb.de abrufbar.

Cover/Illustrationen:
sarifa – Visuelle Kommunikation

Herstellung und Verlag:
BoD – Books on Demand, Norderstedt

ISBN: 978-3-8482-3679-4

Inhalt

II Praxis

Vorwort

Als Yogalehrerin gehe ich das Thema Meditation zunächst aus yogischer Sicht an, orientiere mich aber in meiner Übungs- und Unterrichtspraxis nicht ausschließlich an yogatypischen Meditationsformen, sondern auch an Praktiken der buddhistischen Achtsamkeitsmeditation.

Es hat sich gezeigt, dass die pragmatische Herangehensweise des Buddha einem westlich geprägten Menschen den Zugang erleichtert.

Auf dem Yogaweg vertiefen sich Asana-, Pranayama- und Meditationspraxis gegenseitig und somit ihre Wirkung insgesamt. Traditionell wird Meditation als Vollendung yogischen Übens begriffen. Hier wird seit jeher auf den Atem meditiert, bis dieser zur Ruhe kommt und Geistesstille eintritt.

Weniger schlicht gestalten sich die Meditationsmethoden der tantrischen Tradition, welche auch den Hathayoga hervorgebracht hat und mit ihm ein komplexes Übungssystem. Reich an Symbolen, Sinnbildern und zauberhaft anmutenden Bedeutungsbezügen initiieren hier Chakra-, Yantra- oder Lichtmeditation (ekstatische) Einheitserlebnisse, die längerfristig mit Hathayoga unter Einsatz des Körpers vorbereitet wurden.

Der Methodenreichtum sowohl einer yogischen als auch einer buddhistischen Meditationskultur zeugt von der Bedeutung, die das Meditieren damals wie heute für Menschen auf dem spirituellen Weg hat.

Mit diesem Praxisbuch werden sowohl Einsteiger als auch erfahrene Yogins Schritt für Schritt ans „Sitzen" herangeführt. Es liefert grundlegende, vor allem auch alltagsbezogene Informationen zum Verständnis, worum es beim Meditieren geht. Sie finden sehr praktische Tipps und gut nachvollziehbare Anleitungen. Der hintere Teil bringt zudem gewagte Exegesen zu den Grundlagen indischer Meditationskultur.

Yogalehrern sei dieses Buch als Studienmaterial und zur Vorbereitung ihrer Kurse und Workshops empfohlen.

Gutes Gelingen wünscht Gitta Kistenmacher!

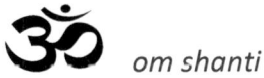 *om shanti*

Zur Schreibweise der Sanskritbegriffe
Es wurde darauf verzichtet, die Sanskritwörter mit ihren diakritischen Zeichen zu transkribieren, obwohl diese eine bedeutungssignifikante Funktion haben, wie z. B. *kali* = „Streit" und *kali* mit langem Vokal = bekannte Gottheit. Zudem gibt es zwei verschiedene Ts und drei verschiedene Ss. In Sanskrit werden alle Wörter klein geschrieben. Eigennamen und Gottheiten, sowie eingedeutschte Begriffe sind – wie allgemein üblich – groß geschrieben: Shiva, Shakti, OM, Mudras, Asanas, Pranayamas, Chakras - letztere im Plural mit „s", als Sanskritvokabel ohne „s". Alle Sanskritwörter sind *kursiv* gesetzt und werden hinten im Glossar übersetzt, eingedeutschte Begriffe sind nicht kursiv.

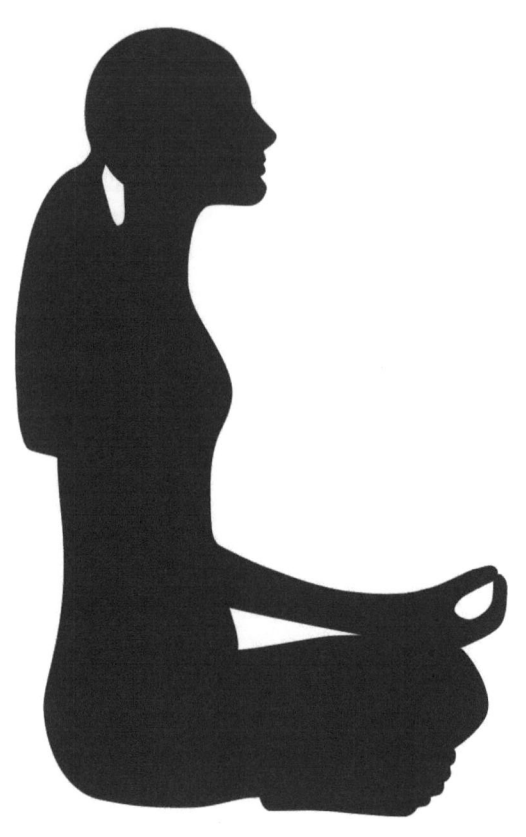

Kapitel I

VORBEREITUNG

I. 1. Wozu meditieren?

Einleitung

Eine regelmäßige Übungspraxis bringt Struktur in unser Leben. Die zuverlässige Wiederkehr des Wohltuenden schenkt Zuversicht und gibt uns Halt im stressigen Alltag.

In Kontakt mit unserer Energiequelle erkennen wir unsere persönlichen Aufgaben deutlicher. Wir finden Inspiration und Unterstützung für deren Bewältigung. Vieles gelingt müheloser, weil sich unsere Haltung ändert und wir im Umgang wohlwollender werden. Selbst profane Ereignisse werden durch meditative Betrachtung in ein kraftvolles Licht gerückt.

Meditieren ist besser

Womit beschäftigt sich Meditation?

Meditation beschäftigt sich mit den essenziellen Fragen: Wie funktioniere ich? Was geht in mir vor? Wer oder was ist „Ich"? In welcher Beziehung stehen Körper, Atem und Geist zueinander? Welche Beschaffenheit haben Gefühle und Gedanken? Wie nehme ich wahr, also wie verhalten sich Gefühle und Gedanken im Verhältnis zu Sinneseindrücken? Worauf beruhen Wohlgefühl und Glück, und wie kann ich diese Bedingungen schützen? Worauf beruhen Unwohlsein und Unglück, und wie kann ich deren Bedingungen vermeiden? Welches sind meine Aufgaben, und wie gelingt es mir, diese zu erfüllen? Wie komme ich zur Ruhe?

Warum sind wir zerstreut?

Unser Geist ist zerstreut durch die Sinneskontakte Sehen, Hören, Riechen und Fühlen. Jeder Sinneseindruck, also Informationen, die über äußere wie innere Sinnesorgane im Gehirn eintreffen, löst unwillkürlich ein Gefühl in uns aus. Es ist entweder angenehm, unangenehm, neutral oder gemischt.

Daraufhin läuft ein schnelles und unwillkürliches Programm ab. Im Normalfall reagiert unser Geist auf Gefühle stereotyp: Das Angenehme gefällt uns, was der yogischen Kategorie *raga* „Zuneigung, Anziehung, Attraktion" entspricht, während das Unangenehme stört und in die Kategorie *dvesha* „Abneigung, Abstoßung, Aversion" fällt.

Dieses Reiz-Reaktionsschema ist durchaus notwendig, sinnvoll und nützlich zur Sicherung unserer Existenz. Es warnt einerseits vor Lebensgefahr (unangenehm), was die Gattung Mensch schützt und weist andererseits den Weg zum Genuss (angenehm), was die Gattung Mensch erhält.

Würde ein Sinneseindruck in uns immer ein neutrales Gefühl auslösen, bliebe unser Geist vielleicht ruhig und gelassen, aber wir hätten keinerlei Antriebskraft. Wir wären gleichgültig, interesse- und leidenschaftslos. Uns fehlte jede Neugierde, vielleicht auch jeglicher Appetit, kurz: Man würde uns zum Arzt schicken. Das Umherschweifen des Geistes ist quasi natürlich, menschlich, nützlich und normal, aber...

Gefühle und Vorurteile

Wir sind dadurch einem Beurteilungszwang unterworfen, dass jeder Sinneseindruck unwillkürlich ein Gefühl in uns auslöst. Dabei lassen wir uns oft genug von Gefühlen täuschen. Beobachten wir sie in der Meditation eingehender, können wir feststellen, dass sich Gefühle ständig ändern, dass sie plötzlich da sind und wieder vergehen. Wir können uns nicht auf unsere Gefühle verlassen. Das oft stereotype Reagieren auf äußere Reize aufgrund eines Gefühls beruht häufig auf einem Irrtum. Es kommt vor, dass das vermeintlich Angenehme Unangenehmes birgt und umgekehrt. Deshalb üben wir uns in der Nichteinmischung in die Gefühle. Durch eine solche Meditationspraxis gewinnen wir Einsicht und innere Freiheit.

Zuneigung und Abneigung

Die Verstrickungen hingegen, die sich aus *raga* (Attraktion) und *dvesha* (Aversion) ergeben, dürfte jeder schon in seinem Leben erfahren haben: Das, was uns anzieht, begehren wir. Wir wollen es haben! Wenn wir es nicht bekommen, sind wir enttäuscht und leiden. Oder wir sind neidisch, eifersüchtig und wütend, weil ein anderer es bekommen hat. Wenn wir das, was wir haben wollen, bekommen aber wieder verlieren, ist die Enttäuschung und Verzweiflung über den Verlust noch größer. Bekommen wir das, was wir haben wollen und verlieren es nicht, so hält die Freude nicht ewig an. Wir hatten uns das Glück etwas anders vorgestellt. Das wiederum, was uns stört, wollen wir loswerden. Etwas-loswerden-wollen führt zu Ausgrenzung, Aggression und in letzter Konsequenz zur Katastrophe.

Wertfreies Schauen

Im Yoga geht es um eine unverfälschte Wahrnehmung. Wir schulen unsere Wahrnehmung dahingehend, dass sie weder von Projektionen und abwegigen Gedanken bestimmt wird, noch von Ideologien oder Phantastereien. Sie sollte auch nicht von persönlichen Gefühlen dominiert werden, die mit dem Wahrgenommenen gar nichts zu tun haben.

Beim Meditieren werden wir mit unseren zutiefst menschlichen Empfindungen und Denkmustern konfrontiert. Wir lernen unsere „Schattenseite" kennen und müssen menschliche Schwächen, die wir bei anderen wahrnehmen, nicht mehr abwehren. Vielmehr haben andere unser Mitgefühl, weil wir ihr Problem so gut erkennen.

„Wenn wir die Verstrickungen und Konditionierungen, denen unser Tun unterliegt, durchschauen, bekommen wir die Fähigkeit, uns in andere Menschen hineinzuversetzen.", bemerkt Sriram in seinem Kommentar zum *samyama*. [1]

---

[1] Sriram, R.: Patanjali – Das Yogasutra. Von der Erkenntnis zur Befreiung, Theseus 2006, S. 159; *samyama* heißt der „innere Yogaweg", der sich auf Meditation bezieht

Was kann Meditation konkret?

- Gedanken und Gefühle zur Ruhe bringen, um klarer zu sehen und zu erkennen, was wirklich vorgeht

- Unvoreingenommenheit schulen durch neutrales, urteilsfreies Schauen

- Unheilvolle Gedankenketten unterbrechen

- Aus festgefahrenen Denk- und Gefühlsmustern befreien

- Den Prozess aufhalten, sich durch Grübeleien oder Negativaffirmationen in ungute Stimmungen hineinzusteigern

- Helfen, etwas/jemanden loszulassen bzw. sein zu lassen

- Den Kontakt zur inneren Energiequelle herstellen

- In die Präsenz, in eine lebendige Anwesenheit führen

- Desillusionieren im positiven Sinn

- Durch Unterscheidung unverletzbar machen

- Gute Laune, Heiterkeit und Leichtigkeit hervorbringen

- Das Herz öffnen

- Den Geist läutern

Es ist wichtig, diese Heilsversprechen wieder zu vergessen und ohne große Erwartungen oder Wünsche mit dem Meditieren zu beginnen.

I. 2. Wann und wie meditieren?

Asana – Pranayama – Meditation

Yogameditation baut aus meiner Sicht als Yogalehrerin auf Yoga-Körperhaltungen *(asana)* und Yoga-Atemübungen *(pranayama)* auf. Längerfristig wird langes aufrechtes Sitzen mit gekreuzten Beinen mit einer ausgewogenen Asana-Praxis vorbereitet und wesentlich erleichtert, während Pranayama innere Ruhe und Klarheit fördert und damit den Weg zu den meditativeren Gliedern des Yoga ebnet.

In der *Hathapradipika* lesen wir: „Die erwachte *kundalini* beseitigt die Hindernisse, die die *sushumna* blockieren. Nun ist *samyama* möglich." (HYP, II.75)[2]

Die Übungsreihenfolge zuerst *asana*, danach *pranayama* und abschließend Meditation ist aber keineswegs zwingend. Das Sitzen kann mit *asana* nachbereitet werden, wenn es darum geht, eingeschlafene Beine wieder mit Blut zu versorgen, einen eventuell steif gewordenen Schulternackenbereich zu lockern oder die Überdehnung der Knie mit kniestärkenden Übungen auszugleichen. *Pranayama* wiederum kann auch vor *asana* ausgeführt werden, wenn die Luft im Raum noch nicht durch die Körperarbeit verbraucht ist und die notwendige Konzentrationsfähigkeit vorhanden. Schließlich kann der Tag am frühen Morgen mit einer Meditationssitzung beginnen, ohne irgendwelche vorbereitenden Aktivitäten vorausgehen zu lassen, um so die Stille der Nacht mit in die Meditation hinüber zu retten.

---

[2] Worterklärungen bitte im Glossar nachschlagen

18

Aufrechte Sitzhaltung

Die Meditationsübung findet immer im aufrechten Sitz statt, der den Geist frisch und aufmerksam halten soll. In buddhistischen Traditionen kennt man außerdem die sogenannte Gehmeditation. Die aufgerichtete Wirbelsäule ist essenziell für einen ungehinderten Atem- und Energiefluss. Alles, was auf diversen New Age CDs in der Rückenlage unter „Meditation" angeboten wird, hat nichts mit Meditation im yogischen Sinn zu tun. Das Kriterium für den Bewusstseinszustand während der Meditation ist ein wacher, aufmerksamer und präsenter Geist.

Es macht auch keinen Sinn, nach sogenannter Meditationsmusik zu meditieren. Musikhören, so „meditativ" die Musik sein mag, gilt als Sinneskontakt und widerspricht *pratyahara,* dem fünften Glied des *Ashtanga Yoga,* das besagt, die Sinne von der äußeren Welt zurückzuziehen - also auf das zu verzichten, was unsere Sinne „füttert" *(ahara* = Nahrung). Außerdem ist eine solche Musik meistens so seicht, dass sie einen eher einlullt als in die Präsenz zu führen.

Ein stabiler Yogasitz bildet einen Energiekreis, vergleichbar mit einem geschlossenen Stromkreis, der erstens vor dem Entweichen des *prana* (Lebensenergie) schützt[3], und zweitens die Blutzirkulation in den Beinen bremst zugunsten der Versorgung von Herz und Gehirn.[4]

Im Lotussitz kommt die Situation hinzu, dass eine Flucht nicht ohne weiteres möglich ist. Man „sitzt fest" und spielt genetisch

---

[3] vgl. Mookerjee, Ajit / Khanna, Madhu : Die Welt des Tantra in Bild und Deutung, Barth 1978, S. 181

[4] van Lysebeth, André : Die große Kraft des Atems, Barth 1971, S. 102

bedingte Konditionierungen geistig durch, die den Zusammenhang zwischen Fühlen, Denken, Wahrnehmen und Handeln ein-
sichtiger machen.

Widerstände

Tauchen während der Meditation z. B. unangenehme Gefühle
auf, so besteht unsere erste instinktive Reaktion darin, die Flucht
ergreifen zu wollen. Hier im Yogasitz aber müssen wir uns dieses
unangenehme Gefühl sehr genau anschauen und das Problem
„aussitzen". Mit der entsprechenden zur Verfügung stehenden
Methode wird mit diesem Widerstand „gearbeitet", um solche
instinktiven Reaktionsmuster zu überwinden.

Es kann auch vorkommen, dass plötzlich so etwas wie Hustenreiz
oder Zahnschmerzen gefühlt wird. Kaum aber wird die Sitzung
abgeläutet, sind diese Erscheinungen verschwunden. Bei Einstei-
gern kann unvermittelt Müdigkeit auftreten als eine Reaktion
des Geistes, der instinktiv lieber schläft als klarzusehen. In diesem Fall empfiehlt der Buddha, die Ohrläppchen zu massieren
oder mit leicht geöffneten Augen einen Punkt vor sich am Boden
zu fixieren. Psychische Widerstände lassen sich mit regelmäßiger
Übung nach und nach abbauen.

Mahlzeiten

Unmittelbar vor dem Sitzen sollte man nicht zu üppig essen. Die
Verdauung zieht zu viel Energie ab. Direkt nach dem Essen ist
man zu träge zum Meditieren. Außerdem lenkt der Verdauungs-

vorgang ab, den man bewusster wahrnimmt als normalerweise, nämlich als „dramatisch". Wenn Sie wiederum sehr hungrig sind, kann das auch stark ablenken. Anderthalb bis zwei Stunden nach dem Essen zu meditieren, ist gut möglich.

Sollten Sie gleich nach dem Aufstehen frühmorgens auf nüchternen Magen „sitzen", kann das Kauen von acht Pfefferkörnern getrockneten grünen Pfeffers die Strecke bis zum Frühstück überbrücken.

Frische Luft

Den Raum gut lüften, aber darauf achten, dass Sie während des Meditierens weder im Zug noch in der Kälte sitzen. Man sollte auch nicht in der prallen Sonne meditieren.

Kleidung

Achten Sie auf eine den Körper und die Atmung nicht beengende Kleidung. Sie können sich in ein leichtes Tuch einhüllen, das ein Gefühl von Geborgenheit und Schutz schenkt.

Dauer

Falls Sie noch ungeübt sind, beginnen Sie mit 15minütigen Sitzungen. Mit regelmäßiger Übung können Sie die Sitzdauer allmählich steigern und bis auf dreißig Minuten erhöhen. In buddhistischen Retreats wird eine Sitzung üblicherweise nach 30 bis 45 Minuten abgeläutet. Darauf folgt eine halbstündige Gehmeditation, um danach noch einmal 30 bis 45 Minuten zu sitzen usw.

Zu Hause empfiehlt sich ein Meditationswecker. Damit können Sie sich ganz dem Üben widmen. Wer ein Smartphone besitzt, kann sich sogenannte *apps* von Klängen herunterladen, die das Abläuten mit einer Klangschale simulieren.

Tageszeit

Der frühe Morgen gleich nach dem Aufwachen ist eine sehr günstige Zeit zum Meditieren. Gemeint ist die im Yoga als *sattvisch* (rein, hell) geltende stille Zeit zwischen 4:00 und 7:00 Uhr, bevor alle anderen um Sie herum erwachen und das emsige Treiben beginnt.

In diesen sogenannten ambrosischen Stunden *amrit vela*[5] „ist das menschliche Energiesystem besonders aufnahmefähig. Der nächtliche Regenerationsprozess der Organe ist ab ca. 3:00 Uhr abgeschlossen, der Lungenmeridian besonders aktiv, was die *prana*-Aufnahme unterstützt. Sämtliche spirituelle Traditionen nutzen diese Energie der frühen Morgenstunden für die Meditationspraxis."[6]

Außerdem macht man sich mit dem morgendlichen Meditieren die Hormonausschüttung der Stoffwechselfunktionen aktivierenden Hormone zunutze, die nach der Nachtruhe am höchsten

---

[5] *amrit* = Unsterblichkeitsnektar; *vela* = Zeitraum
[6] Internetseite der Kundalini Yogins *SADHANA*

ist.[7] Hier kann Meditation am meisten ausrichten, wenn Sie sich von hormonell bedingten Stimmungsschwankungen unabhängig machen möchten.

Wenn sich Ihnen am Abend ein Zeitfenster von einer halben Stunde öffnet, z. B. kurz vor dem Schlafengehen, können Sie den Tag mit *Maitri*, der „Liebende-Güte-Meditation", abschließen.

Störungen

Zu Beginn sollte man nach milden, unterstützenden Bedingungen Ausschau halten. Also nicht grad eine Zeit wählen, in welcher Hand- oder Heimwerker aktiv sind, die Heavy Metal Fraktion von nebenan Radau macht, der Verkehrslärm seinen Höhepunkt erreicht oder die Kinder was von einem wollen.

Nach einiger Zeit wird man allerdings feststellen, dass auch an den vermeintlich stillsten Orten zu allen Zeiten „Störungen" auftreten können. Mit diesen Störungen richtig umzugehen, kann eine mögliche Aufgabe während der Meditation sein.

---

[7] Beratung: Neurologin Dr. med. Hecker, Elke

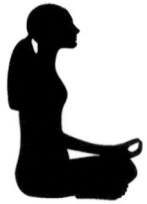

I. 3. Den Sitz einrichten

Richten Sie den Sitz gut ein. Eventuell mit einem Meditationskissen oder einer entsprechend gefalteten Decke, wenn die Knie keinen Bodenkontakt haben. Lagern Sie die Hüftgelenke immer etwas höher als die Knie, sonst kippt das Becken nach hinten und der untere Rücken wird rund. Die Muskeln arbeiten dann gegen die Schwerkraft und die Leisten „machen dicht", was schnell ermüdet.

Setzen Sie sich mit den Sitzhöckern an den vorderen Rand der Decke oder des Kissens, bis Ihr Becken leicht nach vorn kippt und sich Ihre Wirbelsäule in ihrer neutralen S-Form stabil und leicht anfühlt. Wenn Ihre Knie jetzt immer noch keinen Bodenkontakt haben, unterstützen Sie sie mit einer längs zusammengerollten Decke oder mit jeweils einem Yogablock. Sobald Ihre Beine die Polsterung spüren, ist Erdung und Sicherheit gegeben: Die Leisten lassen los, Oberschenkel und Knie sinken entspannt Richtung Unterlage.

Ich bevorzuge Kissen in Halbmondform, man sitzt darauf sehr gut. Die Beine schlafen auch in längeren Meditationssitzungen nicht ein. Wenn Sie empfindliche Knie haben, können Sie eine Meditationsbank ausprobieren. Man richtet sich darauf mühelos auf, ohne die Knie zu belasten. Nachteil: Man ist weniger geerdet, weil das Gesäß keinen direkten Bodenkontakt hat.

Ist Ihnen das Sitzen im Yogasitz selbst mit Unterstützung eines Meditationskissens unmöglich, so dass Sie auf eine Meditationsbank oder gar auf einen Stuhl ausweichen müssen, sollte die Sitzqualität auch hier immer stabil, fest und sicher sein *(sthira)*, gleichzeitig angenehm, mühelos und entspannt *(sukha)*. Mit Stuhl haben Ihre Fußsohlen festen Bodenkontakt und Sie lehnen sich nicht mit dem Rücken an, sondern rücken auf der Sitzfläche etwas nach vorn. Die Atemqualität sollte fein und lautlos, leicht, unangestrengt und fließend sein *(sukshma)*. (PYS II.46)

Knie- und Hüftgelenke beachten

Wenn wir eine Yogasitzhaltung einnehmen, ist es wichtig, knieschonend vorzugehen. Das Knie ist ein Scharniergelenk, das in der Sagittalebene (von vorne nach hinten) nur Beugungsbewegungen ausführen kann. Innen- sowie Außenrotationen in der Horizontalen (Transversalebene) sind nur bei entspannten Seitenbändern möglich, also wenn das Knie schon gebeugt ist. Die Stabilität des Knies wird mehr durch Bänder und Muskeln gewährleistet als vom Knochenbau. Ein Grund mehr, achtsam mit dieser feinen und komplexen Konstruktion umzugehen.

Die Hüfte ist unser stärkstes Gelenk. Dessen Stabilität und die Kraft der umliegenden Muskulatur sind für die aufrechte Haltung und den zweibeinigen Gang nötig. Obwohl das Hüftgelenk ein Kugelgelenk ist, das Bewegungen in allen Ebenen erlaubt, ist es oft unbeweglich und steif - vielleicht unbewusst aus Sorge, den zweibeinigen aufrechten Gang zu gefährden. Je gebeugter das

Knie, umso größer ist der Bewegungsfreiraum der Hüfte. Noch mehr Spielraum gewinnt man durch die passive Beugung des Hüftgelenks, also indem man das Knie mit beiden Händen an den Oberkörper heranzieht.[8]

Bei allen Kreuzsitzen wie folgt vorgehen:

Kommen Sie in den Langsitz *(dandasana)*, winkeln Sie das rechte Bein etwas an (sagittal), graben Sie beide Daumen in die rechte Kniekehle und streichen Sie Ihre Wade nach unten aus. Das Knie lässt sich auf diese Weise „sauberer" anbeugen. Ziehen Sie es jetzt mit beiden Händen dicht zum Oberkörper heran und legen Sie es so - kompakt und geschützt - aus der Hüfte heraus zur Seite ab. Die Außenrotation der Hüfte (transversal) ist beim Abspreizen des Oberschenkels (Abduktion) notwendig, um weder Knie noch Knöchel zu schädigen. Danach verfahren Sie mit dem linken Bein ebenso. Haben Sie dieses Mal Ihr rechtes Bein zuerst angewinkelt, so winkeln Sie in der nächsten Sitzung zuerst Ihr linkes Bein an. Achten Sie auf diesen regelmäßigen Wechsel.

---

[8] nachgeschlagen in: Calais-German, Blandine: Anatomie der Bewegung, fourier 1994; Kaminoff, Leslie: Yoga Anatomie, riva 2007; Pramschiefer, Petra: Medizinische Grundlagen - BDY-Studienbegleitheft 1996

ASANA - Einen Meditationssitz wählen

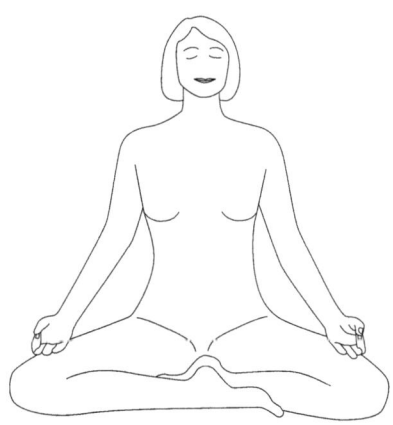

MUKTASANA - Befreiter Sitz

Muktasana ist ein stabiler Sitz. In ihm lässt es sich lange mühelos ruhen. Hier liegt ein Fuß bequem vor dem anderen, wie die Abbildung es zeigt.

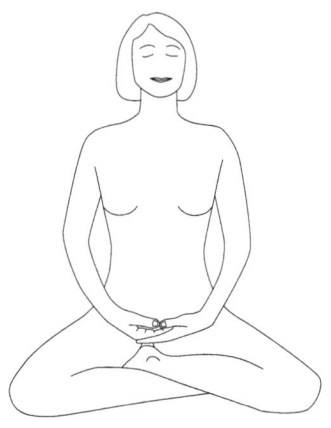

SUKHASANA - Angenehmer Sitz

Sukhasana entspricht unserem „Schneidersitz". Die Unterschenkel sind gekreuzt, die Füße liegen locker unter den Oberschenkeln. Der Sitz bietet etwas weniger Stabilität als *muktasana*.

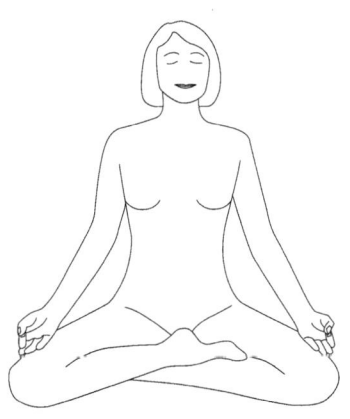

SIDDHASANA - Vollendeter Sitz

In *siddhasana* liegt der Fuß des oberen Beins auf dem Unterschenkel des unteren Beins. Seine Ferse ruht am Schambein und seine Zehen in der Falte zwischen Oberschenkel und Wade.

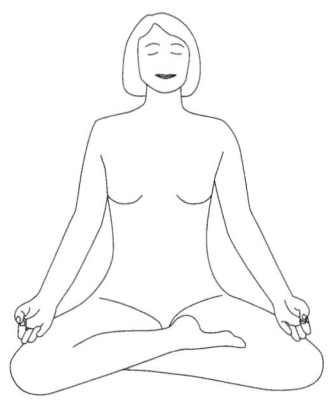

SVASTIKASANA - Glückbringender Sitz

In *svastikasana* sind die Unterschenkel gekreuzt, wobei die Ferse des oberen Fußes in der gegenüberliegenden Leiste liegt und die des unteren am Damm. Dadurch ergibt sich ein größerer Abstand zwischen den Knien, was den Leisten und auch dem Gesäß eine angenehme Ausdehnung verleiht.

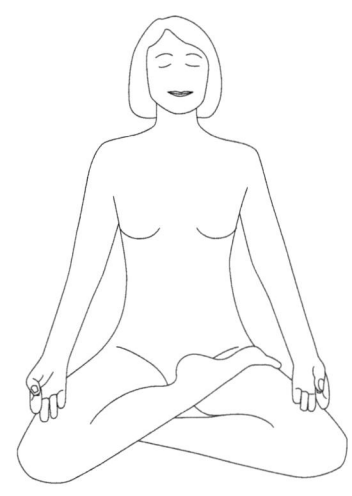

ARDHA PADMASANA - Halber Lotussitz

Im halben Lotussitz liegt die Fußaußenkante in der gegenüberliegenden Leiste, wobei sich die Zehen an den Oberschenkel
schmiegen. Der untere Fuß liegt unterm Oberschenkel.

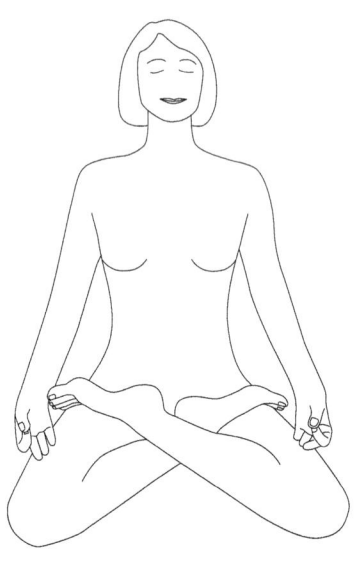

PADMASANA - Lotussitz

Padmasana ist einer der stabilsten Sitze. Die Schienbeine überkreuzen sich, die Fußaußenkanten liegen in den Leisten, die Zehen ragen über die Oberschenkel hinaus, wodurch die Knie näher zusammenrücken, was den Sitz kompakt macht. Die nahe am Rumpf liegenden Fersen verhindern, dass sich der Oberkörper nach vorn neigt.

Aber Vorsicht! Für die Kniegelenke ist es riskant, sich in den Lotussitz zu zwängen. Steife Hüftgelenke sind ein Hindernis, um sich mühelos in die Position zu begeben. Jede Anstrengung ist hier zu meiden.

Wie bereits erwähnt (S. 19), erschweren im Lotussitz die gebundenen Beine das Weglaufen. Das hat während der Meditation eine spezielle Wirkung auf den Fluchtimpuls. Dennoch wird die Bedeutung von *padmasana* für eine erfolgreiche Atem- und Meditationspraxis oft überschätzt. Am wichtigsten ist für die Meditation, dass Sie Ihre Wirbelsäule über eine längere Zeit ohne Mühe aufrecht halten.

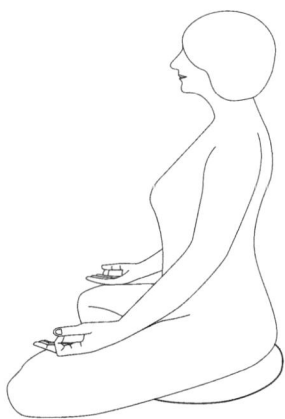

Yogasitz mit Halbmondkissen

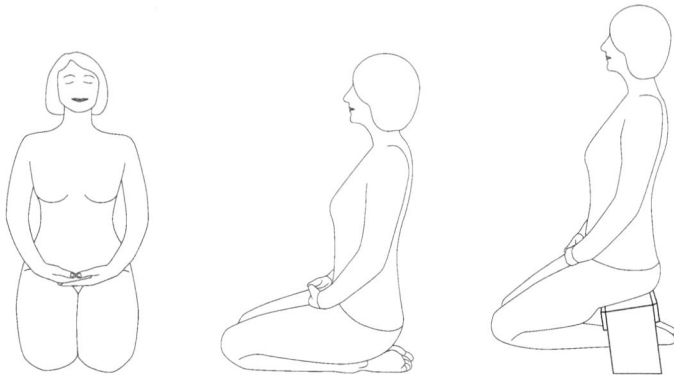

VAJRASANA - Diamantsitz

In alten Yogabüchern sieht man oft Abbildungen von *vajrasana*, auf denen die Fersen zur Seite kippen und der Yogin in dem einladenden „Körbchen" Platz nimmt. Auf die Fußgelenke wirkt sich das ungünstig aus. Besser ist es, die Fersen dicht zusammenzuhalten und direkt auf den Fersen zu sitzen, auch wenn dies anfangs etwas auf die Knöchel drückt. Zuvor greift man wie für die Kreuzsitze in die Kniekehlen, um die Waden herauszuziehen und zur Seite auszustreichen, damit sie nicht im Weg sind.

Bei Knieproblemen lohnt es sich, eine Meditationsbank anzuschaffen. Die Knie werden hier kaum belastet und die Aufrichtung der Wirbelsäule gelingt mühelos.

MUDRA - Eine Handhaltung wählen

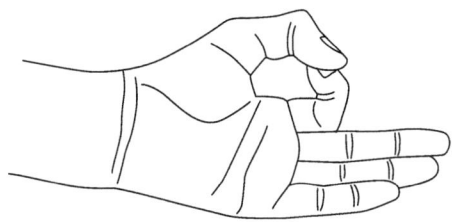

JNANA MUDRA - Siegel der Erkenntnis

Daumen- und Zeigefingerbeeren berühren sich, die restlichen Finger sind locker gestreckt, die Handrücken liegen auf den Knien. Die Geste verleiht starke Aufrichtungsimpulse.

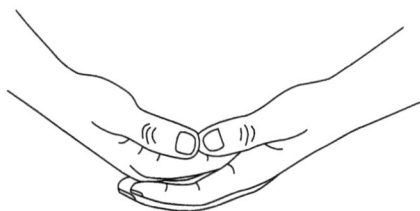

DHYANA MUDRA - Die leere Schale

Diese Mudra ist wie eine leere Schale geformt und symbolisiert den Zustand geistiger Offenheit. Im Yoga bezeichnet *dhyana* einen tiefen Meditationszustand (vgl. S. 131) Die Hände sind entspannt ineinandergelegt. Die aktivere Hand liegt in der passiveren. Die Daumenkuppen berühren sich und bilden eine Waagerechte. Die Geste liegt entspannt im Schoß und steht für große innere Ruhe. Sie symbolisiert Tiefe nach unten hin und Freiheit nach oben.[9]

---

[9] Wiltschek, Ingrid: Mudras – Weisheit in den Gebärden der Hände, Selbstverlag 1998, S. 38f.; Huchzermeyer, Wilfried: Das Yoga-Wörterbuch – Sanskrit-Begriffe, Übungsstile, Biografien. edition sawitri 2006, S. 56; bei den Buddhisten heißt diese Geste *dhyani mudra*

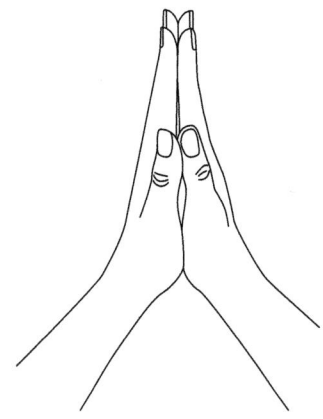

ANJALI MUDRA - Grußgeste oder Geste des Dankes

Anjali heißt wörtlich „Handfläche". In *anjali mudra* werden diese sanft aneinandergelegt. Es ist die Geste, welche die indische Begrüßung oder Danksagung *namaste* begleitet. Man führt die Geste zum Herzen und legt die Daumen aufs Brustbein. Das Herz wird im Yoga als Sitz des Spirituellen Selbst betrachtet.
Namaste heißt wörtlich: „Verehrung Dir!" Man erweist damit dem Höheren in sich selbst und im anderen Respekt.
In der Yogatradition verneigt sich der Yogalehrer mit *anjali mudra* vor seinen Schülern, um sich dafür zu bedanken, dass die Schülerschaft die Yogalehre annimmt. Er führt die Geste zuerst zur Stirn, dann zum Mund und schließlich zum Herzen und bittet damit um „rechte Gedanken", „rechte Rede" und „Herzensreinheit".
Mit *anjali mudra* und einer kleinen Verbeugung schließen wir jede Meditationssitzung ab, um unseren Dank auszudrücken.

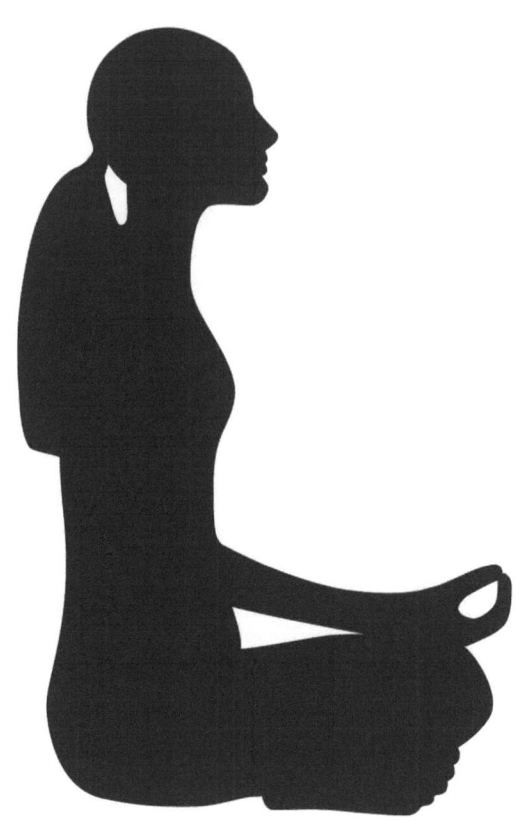

Kapitel II

PRAXIS

II. 1. Atembetrachtungen

Der Atem ist traditionell ein sehr günstiges Meditationsobjekt, weil ihn jeder sowieso bei sich hat, ...[10]   Ayya Khema

Die Konzentration bzw. Achtsamkeit auf den Atem wird von Yogis und Buddhisten gleichermaßen praktiziert.

Durch meinen ersten Yogalehrer Dr. Brahmananda Choudhuri ist mir die Atemmeditation vertraut und am allerliebsten. Sie ist schlicht.

Der Atem ist ein einfaches wie wunderbares Objekt für die Meditation. Er ist der vermittelnde vitale Kontakt zwischen Körper und Geist, zwischen Individuum und Kosmos. Alles ist mit allem verbunden über den Stoff, aus dem unser Atem besteht: Sauerstoff, Stickstoff, Kohlenstoffdioxid und Wasser.

Das bewusste Erleben des Still- und Feinwerdens des Atems ermöglicht ein geistiges zur-Ruhe-kommen.

Alle Aspekte des Atems sind betrachtenswert. Sie können das Atemgeschehen regelrecht erforschen: seine Qualität (das Feine, das Fließende, die Temperatur, die Lautlosigkeit bzw. das Atemgeräusch, seinen aktiven oder passiven Aspekt u. a.); seine Bewegrichtungen (Abwärts- und Aufwärtsfluss); die Dauer eines Atemzugs (Anfang, Mitte, Ende); die vier Atemphasen (Einatmung, Atemfülle, Ausatmung, Atemleere); den Ort des Atemgeschehens (Atemwege, Atemräume, Atemhülle).

---

[10] Ayya Khema: Meditation ohne Geheimnis, dtv 1999, S. 20

Sie können die Atembewegung auch im Heben und Senken Ihres Brustkorbs oder in der sich nach außen wölbenden und wieder nach innen sinkenden Bauchdecke wahrnehmen. Sie können spüren, wenn der Atem in Ihren Körper eintritt und ihn wieder verlässt, sein Entstehen und Vergehen. Es kommt auch vor, dass man den Atem in einem Guss spürt, als konstanten Faktor. Sie können den Atem innerhalb oder außerhalb Ihres Körpers spüren. Sie können Innen und Außen eins werden lassen...

Entdecken und genießen Sie Ihren Atem!

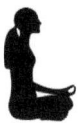

Atemzug für Atemzug

Wenn wir uns vornehmen zum Beispiel eine halbe Stunde lang zu meditieren, uns also dreißig Minuten lang auf den Atem zu konzentrieren, so ist unser Gehirn bei dieser Vorstellung bereits überfordert und entmutigt. Hierzu bemerkt Joseph Goldstein: „Für einen solchen Zeitraum die Aufmerksamkeit ununterbrochen aufrechtzuerhalten übersteigt die Fähigkeit unseres Geistes,..."[11]

Es ist eher ratsam, sich erst einmal auf einen Atemzug zu konzentrieren, dann auf den nächsten und danach auf einen weiteren. Wenn sich das auch als schwierig herausstellen sollte, teilen wir den Atemzug in Einatmung und Ausatmung. Wir konzentrieren uns dann zuerst auf die Einatmung und danach auf die Ausatmung, also auf jeweils einen halben Atemzug.

Verbinden Sie Ihr Bewusstsein ganz klar mit dem ersten Moment der beginnenden Einatmung. Verbinden Sie es dann mit dem Beginn der Ausatmung und halten Sie die Aufmerksamkeit bis zum Ende.

---

[11] Goldstein, Joseph: „Vipassana-Meditation – Die Praxis der Freiheit", Abor 1999, S. 53

Sie können den Atemzug auch vierteln und die Konzentration auf Atemfülle und Atemleere hinzunehmen, um jeweils ganz beim Objekt zu sein.

Wenn Ihr Geist abschweift, weil andere Objekte (Körpersignale, Bilder, Gefühle, Gedanken) auftauchen – was völlig normal ist – versuchen Sie dies zu bemerken. Registrieren Sie kurz und nüchtern „Worum geht es?", um die Erscheinung abzuhaken und fallen zu lassen. Dann kehren Sie zum Atem zurück.

Joseph Goldstein: „Den Geist zu einem primären Objekt wie dem Atem zurückzubringen erfordert eine bestimmte Qualität von Anstrengung, und diese Anstrengung baut Energie auf... Wir kommen immer wieder zum Atem zurück, und allmählich wird der Geist stärker und stabiler."[12]

---

[12] ebenda, S. 54

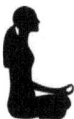

Sammlung durch achtsames Atmen[13]

Dauer: 15 – 30 Minuten

Nehmen Sie eine aufrechte Yogasitzhaltung ein. Richten Sie Ihre Aufmerksamkeit auf den mittigen Punkt zwischen Oberlippe und Naseneingängen, und spüren Sie dort den feinen Luftstrom, wie er die Oberlippe streift.

Die erste Instanz, die hier aktiv wird, ist mentaler Natur: *ekagrata,* die Konzentration auf einen Punkt. Die zweite Instanz ist sinnlicher Natur: *pratyaksha*, „das unmittelbare Spüren" des Atems.

Normalerweise sind Sinneseindrücke die erste Quelle für Ablenkung. Hier aber wird der Sinneseindruck des Atmens zum Objekt der Betrachtung, d. h. der Spürsinn wird in den Dienst der Konzentration gestellt. Der Geist wird in seinem Drang nach Zerstreuung dadurch aufgehalten, dass er sich im gespürten Objekt der Betrachtung bündelt. Wenn die Sinne zurückgezogen und die Gedanken still werden, kommt man geistig im Jetzt an.

---

[13] Mit freundlicher Genehmigung des Schirner-Verlags zitiert aus meinem Buch: Pranayama – Die Atemschule des Hatha-Yoga. Übungsbegleiter zum tieferen Verständnis der Pranayama-Praxis, Schirner 2012, S. 22f.

Wenn man den Moment des Atmens erlebt, ist man präsent. Im Normalfall ist der Atem wertneutral und eignet sich als Meditationsobjekt. Jedes Sich-ablenken-lassen – durch Alltagsgedanken oder Sinnesreize – kann als ein Widerstand gegen das Jetzt aufgefasst werden. Sobald dieser Widerstand aufgegeben wird, befindet man sich vollständig in der Gegenwart.

Die Aufgabe besteht lediglich darin, Atemzug für Atemzug bewusst zu spüren und diesen einmal hergestellten Kontakt zum Atem zu halten: *dharana* (vgl. S. 130).

Das ist eine der leichtesten und schwierigsten Übungen zugleich. Sobald Patanjalis Kriterien von Stabilität (*sthira*) und Mühelosigkeit (*sukha*) erfüllt sind und der Körper keinerlei Signale mehr aussendet, die uns ablenken könnten (wie z. B. Schmerz, Unbequemlichkeit), werden wir mit einer anderen Art der Unruhe unseres Geistes konfrontiert. Gedanken und Bilder drängen sich auf: Monologe, Dialoge, Abwägungen, Sinneseindrücke – meist Belanglosigkeiten, die uns von der Atembetrachtung abhalten.

Andererseits ist der Kontakt zum Atem immer umso leichter herstellbar, je öfter man sich für diese Übung Zeit nimmt. Das gleichmäßige Kommen und Gehen des Atems und dessen Betrachtung wird zum Garant für einen ruhigeren Geist. Der Verzicht auf Körperbewegungen und ein Rückzug der Sinne (*pratyahara*) zugunsten der Fokussierung auf den Atem führen den Meditierenden in einen konzentrierten, wachsamen Zustand. Je feiner und leichter wir den Atem geschehen lassen, umso subtiler wird unsere Aufmerksamkeit.

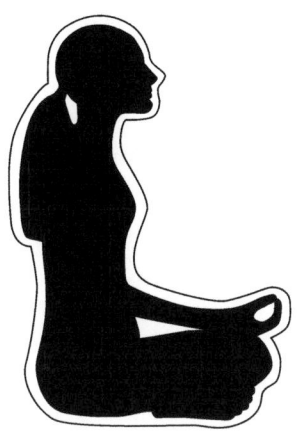

Atemweg – Atemraum – Atemhülle[14]

Dauer: 20 – 25 Minuten

Die Betrachtung von Atemweg, Atemraum und Atemhülle ist yogisch und basiert auf dem upanishad'schen „Modell der fünf Hüllen" *pancha kosha* (vgl. S. 123).

Nachdem Sie eine feste Sitzhaltung eingenommen haben, beginnen Sie mit der Aufmerksamkeitslenkung bei dem mittigen Punkt zwischen Oberlippe und Naseneingängen wie zuvor in der Sammlungsmeditation beschrieben. Von dort durchlaufen sie folgende „Stationen" ihrer Atemwege- und räume: 1. Nasenmuschel samt Schleimhäuten und Härchen; 2. Rachen; 3. Kehlkopf

---

[14] Eine ausführlichere Anleitung zu dieser Übung finden Sie in meinem Pranayama-Buch, S. 24f.

(in *ujjayi* gut spürbar); 4. Luftröhre inklusive Härchen; 5. Bronchien; 6. Lunge; 7. in jeder Zelle, überall im Körper.

Um schließlich Ihre Atemhülle zu spüren, lenken Sie Ihre Aufmerksamkeit ein bis zwei Zentimeter über den grobstofflichen Körper hinaus. Versuchen Sie zu spüren, wie sich Ihr „aus Energie bestehender Leib" *(pranamaya kosha)* über Ihren „aus Nahrung bestehenden Leib" *(annamaya kosha)* hinaus ausdehnt.

Danach kehren Sie wieder zurück zum Ausgangspunkt, indem Sie Ihre Atemwege- und räume in umgekehrter Reihenfolge durchlaufen.

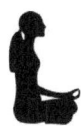

Ein- und Ausatmung [15]

Dauer: 10 – 15 Minuten

Die Einatmung ist von Natur aus etwas kürzer als die Ausatmung. Zum einen ist jene aktiver, zum anderen ist der Strömungswiderstand während der Ausatmung größer.

Nehmen Sie eine aufrechte Sitzposition ein. Geben Sie mit mehreren tiefen Atemzügen Spannung ab, und kommen Sie an: Atmen Sie durch die Nase tief ein, durch den leicht geöffneten Mund mit einem kleinen Seufzer aus. Wiederholen Sie diesen Vorgang so oft, bis Ihr Atem etwas zur Ruhe gekommen ist. Atmen Sie dann weiter durch die Nase – ganz natürlich, möglichst fließend. Spüren Sie mit der Einatmung den feinen, kühlen Sog nach innen und mit der Ausatmung den vom Körper erwärmten Hauch.
Lenken Sie Ihre Aufmerksamkeit nach einer Weile auf die Ausatmung. Werden Sie sich des Aspekts des Loslassens, des Abgebens gewahr, der in der Passivität der Ausatmung begründet ist. Lassen Sie den Atem immer wieder gehen, versuchen Sie nicht ihn festzuhalten.

---

[15] Mit freundlicher Genehmigung des Schirner-Verlags zitiert aus meinem Buch: Pranayama – Die Atemschule des Hatha-Yoga. Übungsbegleiter zum tieferen Verständnis der Pranayama-Praxis, Schirner 2012, S.26

Versuchen Sie nun, das Moment des Loslassens auch während der Einatmung zu bewahren. Atmen Sie mehr passiv als aktiv ein. Lassen sie die Einatmung kommen. Versuchen Sie, den Aspekt der Gier, der in der Aktivität des Einatmens begründet ist, zu überwinden. Beobachten Sie schließlich nur noch das Kommen und Gehen des Atems. „Lassen Sie sich atmen."[16]

---

[16] Horst Willenbacher, BDY-Ausbildungsleiter / Hahouthoff'sche Schule

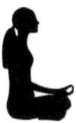

Die Bewegrichtungen des Atems

Dauer: 10 – 15 Minuten

Nehmen Sie eine aufrechte Sitzposition ein. Atmen Sie zu Beginn ein paar Mal tief durch. Dann atmen Sie aus. Spüren Sie, wann genau die Ausatmung endet, um bewusst dem Impuls der Einatmung zu folgen. Spüren Sie dann, wann genau die Einatmung endet, um bewusst dem Impuls der Ausatmung zu folgen.

Versuchen Sie sanft auf die Atemimpulse zu reagieren, allmählich mehr passiv als aktiv, bis Sie gar nicht mehr reagieren, stattdessen den Atem mühelos kommen und gehen lassen. Nehmen Sie die Zwischenräume Atemfülle und Atemleere wahr, aber auch hier verweilen Sie nicht aktiv gewollt darin, sondern schaffen weiche, fließende Übergänge. Finden Sie zu einem feinen, gleichmäßigen, kaum hörbaren Atemfluss und versuchen Sie, diesen in seiner jeweiligen Fließrichtung im Körper zu spüren: Verfolgen Sie geistig den Abwärtsfluss der Einatmung vom Kopf bis tief in den Unterleib. Von dort aus verfolgen Sie den Aufwärtsfluss der Ausatmung bis hinauf zum Kopf usw. Beenden Sie diese Übung mit der Ausatmung.

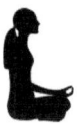

Den Atem spontan spüren

Dauer: 15 – 20 Minuten

Nehmen Sie eine feste Sitzhaltung ein. Atmen Sie ein paar Mal tief durch und kommen Sie zur Ruhe. Richten Sie Ihre Aufmerksamkeit auf den Atem. Dort, wo Sie den Atem zuallererst spontan spüren, lenken Sie Ihre ganze Aufmerksamkeit hin. Vielleicht ist es ein Ort innerhalb Ihres Körpers. Es ist aber auch möglich, dass Sie den Atem außerhalb Ihres Körpers spüren, zum Beispiel in der Nähe Ihrer Naseneingänge.

Versuchen Sie die Aufmerksamkeit zu halten, aber bestehen Sie nicht auf diesen zuallererst gespürten Ort. Wenn Sie bemerken, dass Sie den Atem inzwischen an einem anderen Ort spüren, lassen Sie Ihre Aufmerksamkeit zu diesem nächsten Ort bewusst mitgehen. Versuchen Sie dann, sie wieder dort an diesem neu gespürten Ort zu halten.

Gestalten Sie den Kontakt zum Atem nicht zu starr, sonst tappen Sie in die Falle der Anhaftung, die wir mit dem Üben gern loshätten. Lassen Sie den Atem kommen und gehen und seien Sie jederzeit darauf gefasst, dass der Ort, an dem Sie den Atem wahrnehmen, zu einem anderen werden kann.

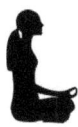

Die Atemzüge zählen

Dauer: 15 – 20 Minuten

Nehmen Sie eine feste Sitzhaltung ein. Atmen Sie ein paar Mal tief durch und kommen Sie zur Ruhe. Konzentrieren Sie sich auf den Ort, wo Sie den Atem gerade gut spüren. Beginnen Sie nun damit, die Atemzüge zu zählen von 1 bis 10 und wieder von 1. Sie atmen ein, Sie atmen aus und am Ende der Ausatmung setzen Sie die Zahl 1, dann wieder einatmen – ausatmen und am Ende der Ausatmung die Zahl 2 setzen usw. bis 10 und dann wieder von 1.

Entscheidend sind nicht die Zahlen oder das Zählen, entscheidend ist, dass Sie mit der Aufmerksamkeit beim Atem sind. („Der Atem ist der Boss!"[17]) Lassen Sie deshalb die Zahlen nicht zu dominant werden, sondern hängen Sie sie eher wie eine Fußnote oder einen leisen Kommentar ans Ende der Ausatmung.

Mit dieser Übung gewinnen Sie einen Eindruck davon, ob Sie beim Atem bleiben oder abschweifen. Es kann passieren, dass Sie sich z. B. bei der Zahl 13 ertappen. Sie sollten aber nur bis 10 zählen! Was auch geschehen kann, ist, dass Sie bei einer Zahl hängenbleiben: 3...3...3...3... Auch das war nicht die Aufgabe, also gehen Sie wieder zurück auf Null. Viel Spaß beim Zählen!

---

[17] zitiert nach Iyengar-Yogalehrer / Buddhist Dharmapriya, bei dem ich diese Technik gelernt habe

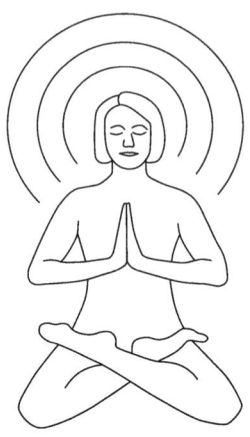

KEVALA - Die Stille[18]

Kevala kumbhaka nennt man das spontan eintretende natürliche Stillwerden des Atems während der Meditation. Aufgrund der konzentrierten Verfassung des Geistes verlangsamt und verfeinert sich der Atem während der Meditation ohne jede Anstrengung von selbst bis zum kompletten Atemstillstand *(pranavrittinirodha).* Der Atem wird so fein, dass er sich verliert. Man hört tatsächlich für eine Weile auf zu atmen. In *kevala* ist der Geist absolut still *(chittavrittinirodah).*

---

[18] Mit freundlicher Genehmigung des Schirner-Verlags zitiert aus meinem Buch: Pranayama – Die Atemschule des Hatha-Yoga. Übungsbegleiter zum tieferen Verständnis der Pranayama-Praxis, Schirner 2012, S.122

II. 2. Aufräumen im Gedankenchaos

Sie werden beim Üben sicherlich schon bemerkt haben, dass das ununterbrochene Halten der Aufmerksamkeit auf ein Objekt gar nicht so einfach ist. Es gibt laufend Störungen, äußere und innere Reize, die uns zur Ablenkung und zum Abschweifen einladen.

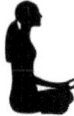

Die drei Ablagen[19]

„Die Meditation der drei Ablagen" ist eine große Hilfe, um im Kopf aufzuräumen und eine erste, oberflächliche Ordnung ins Gedankenchaos zu bringen.

Nehmen Sie eine feste, stabile Sitzhaltung ein, wählen Sie eine Mudra und atmen Sie mehrmals tief durch. Nun installieren Sie vor Ihrem geistigen Auge drei Ablagen in einem soliden, unaufdringlichen Design und beschriften deren Etiketten. Die erste Ablage heißt „Vergangenheit", die zweite „Zukunft" und die dritte „Nicht hier".

---

[19] gelernt bei der Buddhistin / Yogalehrerin Ursula Lyon

Jetzt lenken Sie Ihre Aufmerksamkeit auf den Atem. Der Atem ist Ihr Gefährte, zu dem Sie immer wieder zurückkehren können, wenn Sie sich im Dickicht Ihrer Gedanken verloren haben.

Sobald Sie bemerken, dass Sie vom Objekt abgeschweift sind, schauen Sie sich Ihre Gedanken, Bilder, Gefühle oder welche Erscheinung auch immer genauestens an und versuchen sie dahingehend zu untersuchen, zu welcher Kategorie sie gehört. Die drei Kategorien waren „Vergangenheit", „Zukunft" und „Nicht hier".

Handelt es sich um Erinnerungen? Texten Sie etwas noch einmal durch, was vorhin gesagt wurde? Oder hängen Sie noch in einem Erlebnis von gestern fest? Fällt Ihnen ein Ereignis von neulich oder irgendwann mal ein? Haben Sie vielleicht eine Urlaubs- oder etwa eine Kindheitserinnerung?

Alles, was als eine Erinnerung identifiziert werden kann, legen Sie auf die Ablage „Vergangenheit". Danach kehren Sie mit Ihrer Aufmerksamkeit zum Atem zurück.

Vielleicht bemerken Sie aber, dass Sie gerade am Planen sind. Sie freuen sich z. B. auf nachher und malen sich gerade aus, was Sie sich kochen werden. Oder Sie stylen den morgigen Tag durch: Was ist alles zu erledigen? Oder Sie denken an die nächste Woche, in der Sie einen wichtigen Termin haben, oder an den nächsten Monat, in dem Ihr Vater Geburtstag hat usw. – d.h. alles, was als Planen identifiziert werden kann, gehört in die Ablage „Zukunft". Sobald Sie diese Erscheinung los sind, kehren Sie zum Atem zurück.

Sich geistig in Vergangenheit oder Zukunft aufzuhalten, bedeutet eine Abweichung vom Jetzt.

Wenn Sie aber feststellen, dass Ihr Geist zwar im Jetzt verweilt, aber nicht an Ort und Stelle, also nicht im Hier, sondern spazieren geht, z. B. ins Café oder zu einer Freundin oder shoppen oder ans Meer reist oder sich mit der aktuellen Stromrechnung beschäftigt, so gehört dieses ausgeschüttete Bild oder dieser Gedanke in die Ablage „Nicht hier".

Auch wenn Ihr Geist auf Körpersignale hört und z. B. zum rechten kleinen Zeh wandert, der grad anfängt zu kribbeln, ist Ihr Geist insofern nicht mehr im Hier, als er nicht mehr auf das Objekt Atem ausgerichtet ist. Deshalb gehört das Gefühl, das Bild und der Gedanke des kribbelnden kleinen rechten Zehs ebenfalls in die Ablage „Nicht hier".

Zuweilen kann es passieren, dass einige Gedanken, die Sie bereits abgelegt hatten, hartnäckig zurückkehren. In dem Fall seien Sie rigoroser. Nehmen Sie diesen Gedanken und legen Sie ihn in die Schublade, die sich unter der entsprechenden Ablage befindet. Besorgen Sie sich (geistig) einen Schlüssel und schließen Sie diese Schublade ab. Danach kehren Sie zum Atem zurück.

Nach ca. 20 Minuten wird sich einiges auf den drei Ablagen und in den dazugehörigen Schubladen angesammelt haben. Also bestellen Sie die Sperrmüllmänner der Stadtreinigung und lassen die drei Ablagen zur Müllhalde abtransportieren. Stellen Sie sich nun ein großes loderndes Feuer vor, in welches diese Möbelstücke samt Ihrer abgelegten Gedanken, Bilder und Emotionen geworfen werden und dort bis zum letzten stofflichen Partikel verbrennen und in *prana*, also in „Energie" übergehen. Was für eine Wohltat, Ballast abzuwerfen! *Namaste!*

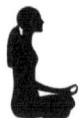

Die Vergegenwärtigung des Gegenteils

Im *Yogasutra* finden wir den Rat, Störendes durch die Vergegenwärtigung des Gegenteils zu überwinden. (PYS II.33)

Werden wir beim Meditieren durch einen störenden Gedanken bedrängt, so besteht eine Methode darin, diesen durch das Denken an sein Gegenteil zu ersetzen. Taucht in uns eine Vorstellung auf, die ein unangenehmes Gefühl hervorruft, so betrachten wir deren Alternative. „Das Gegenteil kultivieren" wirkt hier den Störungen entgegen.[20]

Wenn das gelingt, beruhigt sich unsere mentale Aktivität und das neue positive Gefühl kann sich manifestieren.

Oft erleben wir, dass Tränen fließen, sobald sich Verhärtungen, wie Engherzigkeit oder Stolz auflösen. Es sind Tränen eines nach und nach schmelzenden Egos begleitet von einem Gefühl großer Dankbarkeit. Sie wird als Weite und Wärme im Herzraum spürbar. Das Herz „öffnet" sich.

---

[20] vgl. Prakash, Prem / Stoler Miller, Barbara: Yoga – Der innere Weg zur Freiheit, Krüger 1999, S. 192; Bretz, Sukadev: Die Yogaweisheit des Patanjali für Menschen von heute, vianova 2001, S. 117; Maldoner, Helmuth: Yoga Sutra. Der Yogaleitfaden des Patanjali, Raja 2002, S. 36; Desikachar, T.K.V.: Über Freiheit und Meditation. Das Yoga Sutra des Patanjali. Eine Einführung, vianova 1997, S. 82; Sriram, R.: Patanjali - Das Yogasutra. Von der Erkenntnis zur Befreiung, Theseus 2006, S. 127

Beruhigende und heilsame Gefühle, wie Hingabe, Liebe, Mitgefühl, Geduld und innere Heiterkeit fördern unsere Geistesstille.
(PYS I.33) Die Vergegenwärtigung des Gegenteils ist das Mittel.

Hieraus erklärt sich auch die positive Wirkung von Sitzungen, in
denen wir uns einer Gottheit überlassen, unsere Aufmerksamkeit also von vornherein auf einen positiven Aspekt lenken. Das
Meditieren auf eine Gottheit hat eine solche Kraft, dass Störungen kaum eine Chance haben.[21]

---

[21] Auf der *Yoga Vidya* Internetseite werden Hindu-Gottheiten vorgestellt:
www.yoga-vidya.de/Yoga--Artikel/Mantras.html

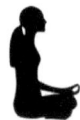

Die Technik der Etikettierung

Dauer: 20 – 30 Minuten

Die Technik der Etikettierung stammt aus der buddhistischen *Vipassana*. Sie wird den Bedürfnissen Ihres Körpers ebenso gerecht wie denen Ihres Intellekts, so dass beide für eine Weile Ruhe geben und nicht mehr versuchen, Sie vom Objekt abzulenken.

Die Etikettierung basiert auf der Einsicht, dass in jedem Menschen eine mehr oder weniger stark ausgeprägte Spannung zwischen Intellekt und Körper besteht. Im Bemühen, die Aufmerksamkeit in eine Richtung zu lenken und auf ein Objekt zu fixieren wird deutlich, dass einem diese Übung entweder vom eigenen Intellekt oder vom eigenen Körper vermasselt wird. Beide, Körper und Intellekt, sind enorm von sich eingenommen und brauchen sehr viel Aufmerksamkeit. Sie nutzen jede Gelegenheit, um zu stören.

Der Körper sendet in einer 30minütigen Sitzung – jedenfalls zu Beginn der Übungspraxis – so viele Signale aus, dass die Aufmerksamkeit nicht an ihm vorbeikommt. Der Intellekt wiederum zeigt sich „beleidigt", wenn er nicht gebührend beachtet wird. Wenn seine zahlreichen intelligenten Erwägungen, Reflexionen und in kluge und schöne Worte gefassten Bilder und Empfindungen vom beobachtenden Geist ignoriert werden. So beginnt während der Meditation möglicherweise ein innerer Kampf. Die Körpersignale werden unerträglich, und die Gedanken drängen sich vehementer auf. Man ist alles andere als ruhig und kurz vor dem Aufgeben der Übung.

Goldstein bemerkt hierzu: „Als Meditationstechnik erfordert die Kunst des geistigen Etikettierens Übung und Experimentierfreudigkeit. Objekte der Erfahrung zu benennen, wenn sie auftauchen, unterstützt die Achtsamkeit auf vielfältige Weise."[22]

Wie funktioniert das?

Sobald Gedanken auftauchen, geben Sie ihnen das Etikett „Denken, Denken". Wenn der Körper wieder einmal ein Signal aussendet – der rechte kleine Zeh, der gerade anfängt zu kribbeln – so „verärgern" Sie den Körper nicht, indem Sie dieses Signal unterdrücken, sondern Sie widmen ihm Ihre Aufmerksamkeit. Ihr Intellekt beginnt jetzt, Ihren rechten kleinen Zeh zu untersuchen: Was ist da los? Nach eingehender Analyse suchen Sie nach einem präzisen Begriff für das, was sich in Ihrem rechten kleinen Zeh tut. Sagen wir, Sie entscheiden sich für die folgende Benennung: „mein rechter kleiner Zeh: Kribbeln", so wird, nachdem festgestellt wurde, um welchen Ort des Geschehens es geht, diese Formulierung wiederholt bzw. „gedoppelt": „mein rechter kleiner Zeh: Kribbeln – Kribbeln".

---

[22] Goldstein, Joseph : Vipassana-Meditation – Die Praxis der Freiheit, Abor 1999, S. 54

Während Sie etikettieren, achten Sie auf Tonfall und Lautstärke Ihrer „Stimme". Auch sie geben Auskunft über Ihre geistige Verfassung.

Mit dieser wenn auch kleinen intellektuellen Leistung ist Ihr Geist erst einmal befriedet, weil seine Fähigkeit zum Einsatz kam. So kann Ihre Aufmerksamkeit wieder ungestört zum Atem zurückkehren.

Sobald das nächste Objekt auftaucht, sei es ein Körpersignal, ein Gedanke, ein Bild oder ein Gefühl, beginnen Sie erneut, dieser Erscheinung bewusst Ihre Aufmerksamkeit zu schenken, sie mittels Intellekt zu untersuchen. Handelt es sich um eine gedankliche Aktivität, so benennen Sie sie mit „Denken – Denken". Geht es um ein Körpersignal, so versuchen Sie wieder einen Begriff zu finden für den Zustand des betreffenden Körperteils. Diesen Begriff „doppeln" Sie, z. B. „mein linkes Ohrläppchen: Glühen – Glühen", um wieder zum Atem zurückzukehren usw.

II. 3. Erdung

Ob in Asana-, Pranayama- oder Meditationspraxis - Erdung ist grundlegend. Die bewusste Berührung der Erde schenkt Stabilität und Festigkeit. Wir können spüren, wie wir aus dem Kontakt mit der Erde Kraft schöpfen. Die Konzentration auf die Körperbasis mit ihrer direkten Verbindung zum Boden hilft wieder „herunterzukommen", wenn wir zu sehr „im Kopf sind".

An solchen Tagen kann es von Vorteil sein, vor dem Meditieren Standhaltungen zu üben, wie z. B. die Dreieckshaltung *(trikonasana)* und Kriegerposen *(virabhadrasana)*, um Standfestigkeit und Orientierung zu gewinnen oder ein paar Minuten eine Demutshaltung *Yogamudra* einzunehmen, in der die Stirn den Boden berührt. Nervende Gedanken können hierbei aus dem Fronthirn über die Stirn an die Erde „abfließen". Die Erde nimmt sie auf und neutralisiert sie.

Beim Meditieren gibt es das Phänomen, dass der Kopf anfängt zu „dampfen". Die Gedanken sind dann materiell spürbar als ein enormer Druck gegen die Schädeldecke. Wenn der Kopf droht zu „platzen", ist es ratsam, am Scheitel ein Ventil zu visualisieren, über das man den Dampf ablässt, ähnlich wie bei einem Dampfkochtopf.[23]

Abgesehen von der Schwierigkeit, während der Meditation das Denken einmal verstummen zu lassen, kann es durch die immer feiner werdende Arbeit mit dem Geist dazu kommen, dass man abhebt. Man verliert die Erdung und damit jegliche Stabilität.

---

[23] Tipp von der Buddhistin Ursula Lyon

Das fühlt sich ungut, weil schutzlos an. Die folgende Erdungsmeditation kann entweder vorbeugend geübt werden oder im akuten Fall.

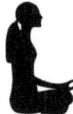

Acht-Punkte-Meditation[24]

Dauer: 25 – 30 Minuten

Die Acht-Punkte-Methode stammt aus der buddhistischen *Vipassana* und arbeitet mit Etikettierung. Es handelt sich bei den acht Punkten um Bereiche der Körperbasis, die entweder einen direkten Kontakt zum Boden haben, wie Füße, Knie und Gesäß oder einen mittelbaren Kontakt zum Boden wie die Hände, die auf den Oberschenkeln ruhen.

Für diese Erdungsmeditation kommen Sie in einen angenehmen schnörkellosen Sitz wie z. B. *muktasana*. Beide Handrücken liegen locker auf den Oberschenkeln in *jnana mudra*. Richten Sie sich gut auf. Nachdem Sie mehrmals tief durchgeatmet haben und Ihr Atem etwas zur Ruhe gekommen ist, beginnen Sie.

---

[24] gelernt bei der Buddhistin Ursula Lyon

Zuerst gehen Sie mit Ihrer ganzen Aufmerksamkeit zum rechten Fuß. Spüren Sie in den Fuß hinein und um den Fuß herum. Wie fühlt er sich an? Innen – außen. Wie liegt er da? Wie ist der Kontakt zum Boden?

Nach genauester Untersuchung finden Sie einen Begriff für den Zustand Ihres rechten Fußes. Ist er warm oder kalt? Liegt er entspannt da oder etwas angespannt? Sobald Sie eine passende Benennung gefunden haben, wenden Sie die Technik der Doppelung an, z. B. „Mein rechter Fuß: warm – warm".

Nachdem Sie eine Weile mit Ihrem rechten Fuß beschäftigt waren, hören Sie Ihre(n) Yogalehrer(in) sagen: „Mein rechter Fuß: spüren – spüren". Sie stellen sich ihre/seine Stimme vor.

Nun lassen Sie den rechten Fuß sein und wandern mit Ihrer Aufmerksamkeit langsam zum rechten Knie. Wieder spüren Sie in das Knie hinein, um das Knie herum. Wie fühlt es sich an? Innen – außen. Wie liegt es da? Wie ist der Kontakt zum Boden? Wenn da kein Kontakt zum Boden ist, messen Sie geistig die Entfernung zum Boden aus. Nach präziser Analyse finden Sie einen Begriff für die Qualität Ihres rechten Knies. Sobald Ihnen eine treffende Benennung eingefallen ist, werden Sie dieses Etikett „doppeln".

Und wieder hören Sie nach einer Weile die Yogalehrerstimme: „Mein rechtes Knie: spüren – spüren".

Also lassen Sie Ihr rechtes Knie sein und gehen mit Ihrer Aufmerksamkeit zur rechten Gesäßhälfte. Spüren Sie in sie hinein und um sie herum. Wie fühlt sie sich an? Innen – außen. Wie sitzt sie da? Wie ist ihr Kontakt zum Boden? Untersuchen Sie Ihre rechte Gesäßhälfte eingehend und benennen Sie ihren Zustand. Doppeln. „Meine rechte Gesäßhälfte: spüren – spüren."

Nach einer Weile lassen Sie Ihre rechte Gesäßhälfte los und wechseln mit Ihrer Aufmerksamkeit zur linken Körperseite. Hier gehen Sie wieder zuerst zum Fuß. Und mit Ihrem linken Fuß verfahren Sie genauso wie zuvor mit Ihrem rechten: spüren, benennen, doppeln. „Mein linker Fuß: spüren – spüren."

Sie lassen den linken Fuß sein und wandern zum linken Knie. Wieder spüren Sie in das Knie hinein, um das Knie herum. Wie fühlt es sich an? Innen – außen. Wie ist der Kontakt zum Boden? Wenn da kein Kontakt zum Boden ist, messen Sie geistig den Abstand aus. Analysieren Sie den Zustand Ihres linken Knies und finden Sie einen Namen für dessen Qualität. Wiederholen Sie diesen Namen. „Mein linkes Knie: spüren – spüren."

Sie lassen Ihr linkes Knie los und gehen zur linken Gesäßhälfte. Spüren Sie in sie hinein und um sie herum. Wie fühlt sie sich an? Innen – außen. Wie sitzt sie da? Wie ist ihr Kontakt zum Boden? Untersuchen Sie Ihre linke Gesäßhälfte eingehend und benennen Sie ihren Zustand. Doppeln. „Meine linke Gesäßhälfte: spüren – spüren."

Jetzt lassen Sie Ihre linke Gesäßhälfte in Ruhe und wandern mit Ihrer Aufmerksamkeit zur rechten Hand. Spüren Sie in die Hand hinein und um die Hand herum. Wie fühlt sie sich an? Innen – außen. Wie liegt sie da? Wie ist der Kontakt zum Oberschenkel? Nach genauester Untersuchung finden Sie ein Etikett für den Zustand Ihrer rechten Hand. Ist sie trocken oder feucht, heiß oder kühl? Liegt sie locker da oder etwas angespannt? Sobald Sie eine passende Benennung gefunden haben, wenden Sie die

Technik der „Dopplung" an, z. B. „Meine rechte Hand: kühl –
kühl".

Nachdem Sie eine Weile mit der Etikettierung Ihrer rechten
Hand zu tun hatten, hören Sie die Yogalehrerstimme sagen:
„Meine rechte Hand: spüren – spüren".

Lassen Sie die rechte Hand sein und lenken Sie schließlich Ihre
Aufmerksamkeit zur linken Hand. Und mit der linken Hand verfahren Sie genauso wie zuvor mit der rechten: spüren, benennen, doppeln. „Meine linke Hand: spüren – spüren."

Jetzt können Sie die acht Basispunkte hinter sich lassen und mit
Ihrer vollen Aufmerksamkeit zum Steißbein wandern. Vom Steiß
gehen Sie sehr langsam die Wirbelsäule aufwärts, Wirbel für
Wirbel bis zum Atlaspunkt, von dort weiter aufwärts bis zum
Scheitelpunkt, über den Scheitel hinaus und dann wieder zurück
über den Scheitelpunkt die Wirbelsäule abwärts Wirbel für Wirbel bis zum Steiß - in der Vorstellung Basis- und Geistzentrum
miteinander zu vereinen.

Wieder am Steiß angelangt, wiederholen Sie die Acht-Punkte-
Meditation, um Sicherheit in dieser Erdungstechnik zu gewinnen.

Die acht Punkte waren:

- 1. rechter Fuß

- 2. rechtes Knie

- 3. rechte Gesäßhälfte

- 4. linker Fuß

- 5. linkes Knie

- 6. linke Gesäßhälfte

- 7. rechte Hand

- 8. linke Hand

Danach:

- Steißbein -> Scheitel

- über den Scheitel hinaus und zurück

- Scheitel -> Steißbein

Nach 25 – 30 Minuten fühlen Sie sich geerdet!

II. 5. Klärung von Körper und Geist

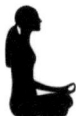

Umgang mit Gefühlen

Gefühle gehen lassen

Gefühle bestimmen andauernd unser Leben, obwohl sie sich oft konfus äußern, unbeständig sind, ungebeten kommen und gehen. Durch Achtsamkeit erkennen wir unsere Gefühle und können beobachten, wie wir geistig auf sie reagieren.

Eine Methode besteht darin, gar nicht auf ein Gefühl zu reagieren, sondern dieses neutral zu betrachten. Wir registrieren nüchtern, dass ein Gefühl da ist und um welches es sich dreht, ohne es zu beurteilen.

Dann etikettieren wir das Gefühl z. B. mit: „da ist Wut" oder „da ist Traurigkeit" oder „da ist Euphorie". Mit solch einer Formulierung umgehen wir die Identifikation mit dem Gefühl, wie sie etwa in „ich habe Wut" oder „ich bin traurig" oder „ich bin euphorisch" geschehen würde. Wir koppeln das Gefühl von uns ab, um es fallen lassen zu können wie ein reales Gewicht, was zu einer spürbaren Erleichterung und einer ersten Beruhigung führt.

Diese buddhistische Praktik ist eine Art *Erste Hilfe*, wenn man innerlich sehr unruhig ist und Gefühle, Gedanken oder andere geistige Gebilde auf einen einstürmen, sobald man „sitzt". Sie bringt eine zeitweilige Erleichterung und basiert auf der Einsicht, dass Gefühle auftauchen, eine Weile bleiben und wieder vergehen.

Gefühlsmanifestationen erkennen

In der Achtsamkeit auf die Gefühle nehmen wir auch wahr, dass sich Gefühle verkörpern. Manchmal spüren wir psychische Belastungen als eine reale Last auf den Schultern. Das Sitzen fühlt sich dann nicht mehr mühelos an. Wir erkennen unsere angespannte Körperhaltung, Verspannungen im Stirnbereich oder im Unterkiefer. Oder wir spüren ein flaues Gefühl im Magen, Druck auf den Darm, einen Kloß im Hals, Hitze, Frösteln oder Herzklopfen. Und jede Aufregung zeigt sich in der Art, wie wir atmen.

Wenn der Körper während der Meditation solche Signale aussendet, verzichten wir zunächst auf Nachforschungen, weshalb sich eine bestimmte Emotion in einem bestimmten Körperteil abgelagert hat oder dort plötzlich auftaucht. Das wäre eventuell ein Fass ohne Boden begleitet von einem endlos langen Text. Wir wollen nicht in Sorgen hängenbleiben oder einen Schmerz unnötig vergrößern. Vielmehr üben wir hier erst einmal, Gefühle zu erkennen, neutral zu betrachten und wieder gehen zu lassen. Erst wenn Ruhe eingekehrt ist, kann eine tiefgehende Betrachtung erfolgen und grundlegende Veränderung stattfinden.

Gefühle umarmen

Ein weiterer heilsamer Umgang mit Gefühlen ist aus der Thich Nhat Hanh - Schule bekannt. Dieser besteht darin, einem Gefühl „Hallo" zu sagen, sich um dieses Gefühl zu kümmern, es zu trösten und achtsam zu versorgen, damit man sich mit ihm versöhnt, insofern es sich um ein belastendes Gefühl handelt. Wir personifizieren das Gefühl und sprechen innerlich mit ihm: „Ich kenne dich, meine Freundin Ungeduld. Ich bin mir deiner Gegenwart bewusst. Ich bin für dich da." [25]

Sobald man die Energie der Achtsamkeit benutzt, um ein Gefühl zärtlich und liebevoll zu umarmen, so der buddhistische Mönch Thich Nhat Hanh, „zeigt es die Tendenz sich zu beruhigen. Wenn Sie es dann weiter umarmen, werden Sie es betrachten können, und so gewinnen Sie die Einsicht, welche Umstände und Bedingungen es in Ihnen hervorgebracht haben. Dies ist die Praxis des tiefen Schauens, die wir auf Pali *vipassana* und auf Sanskrit *vipashyana* nennen."[26]

Wenn wir den Körper „scannen", wie in der Vipassana namens „Stück für Stück", in der wir unter kundiger Anleitung Körperteil für Körperteil betrachten, werden Gefühlsmanifestationen besonders bewusst: Gefühle, die der Vergangenheit angehören, haben sich offenbar in verschiedenen Körperteilen abgelagert.

---

[25] vgl. Thich Nhat Hanh: Die Kunst des glücklichen Lebens, Theseus 2001
[26] ebenda, S. 21

Körperteile umarmen

Geht es einem Teil unseres Körpers nicht gut, versorgen wir ihn ebenfalls mit Achtsamkeit und trösten ihn. Auch hier bewähren sich achtsames Atmen, Zulächeln und Umarmen der Thich Nhat Hanh - Schule: „Sie atmen ein und umarmen den jeweiligen Körperteil mit Achtsamkeit, so wie eine Mutter ihr Baby zärtlich im Arm hält. Sie atmen aus und schenken ihm ein Lächeln. Das ist sehr heilsam und sehr wichtig." [27]

Um zu verhindern, dass sich erneut Gefühle als Verspannungen, Blockaden und als Last in Körperteilen ablagern, versuchen wir unser Reaktionsmuster auch und vor allem im Alltag zu ändern.

Die 32 Eingeweide

In dem Zusammenhang ist die „Meditation der 32 Eingeweide" erwähnenswert. Hier geht man noch einen Schritt weiter, indem man geistig mit einem „Reißverschluss" den Körper der Länge nach öffnet und (unter Anleitung) nacheinander 32 innere Organe auslagert. Man baut sie vor sich auf, bis man nur noch als ausgeweidetes Skelett dasitzt. Selbst die Haut liegt jetzt als schlaffe Pelle samt Skalp auf dem Organhaufen. Dann betrachtet man das Material einige Zeit. Als Höhepunkt dieser Praktik wird man aufgefordert, sich am Organhaufen des Nachbarn zu bedienen (derjenige, der einem am nächsten sitzt) und sich dessen Körperteile einzubauen.

---

[27] Thich Nhat Hanh: Die Kunst des glücklichen Lebens, Theseus 2001, S. 41

Dabei kommt ein Hathayogin ganz schön ins Schwitzen, der ja eifrig damit zu tun hat, seinen Körper - Atemwege, innere Organe, Energiebahnen usf. - zu entschlacken und auch möglichst rein zu halten. Schließlich wird der Körper des Hathayogin als „Tempel" göttlicher Energien aufgefasst. Die Vorstellung, sich die Lunge oder die Leber eines unbekannten anderen Menschen einzubauen – dagegen sträubt sich wirklich alles! Die Falle der Identifikation lauert überall. Es ist interessant, die eigenen Reaktionen zu beobachten und auch zu hören, womit andere ihre Schwierigkeiten haben. Intellektuelle Menschen beispielsweise haben große Angst, dass ihr Gehirn bei der Auslagerung abhanden kommt. Manche platzieren es in ihrer Vorstellung auf einer goldenen Schale oder auf einem Podest.

Die Des-Identifikation funktioniert mit dieser Methode allenfalls. Das *Körper-Ich* wird dekonstruiert: *Der Körper besteht aus einem Haufen übelriechender Organe, welche dem Zerfall, der Krankheit und dem Tod unterworfen sind. Om shanti.*[28]

---

[28] Der Buddha lebte in einer Zeit in Indien (ca. 560 – 480), in welcher der menschliche Körper als unrein, nämlich voller Unrat galt. Krankheit, Alter, Zerfall und Tod schaffen bekanntlich Leid. Dieses Leid nährt die Illusion des Egos, es existiere. Um Leid zu überwinden, ist es wichtig - so der buddhistische Ansatz - Körper und Geist auseinanderzuhalten und zu erkennen, dass der Geist alles was wir tun beherrscht, und dass wir uns in erster Linie um ihn kümmern müssen (vgl. Ayya Khema, S.74). Erst durch die hypothetische Trennung von Körper und Geist, so Ayya Khema, sei es möglich, in allen Erscheinungen Bewusstsein zu erkennen. In Wahrheit sei auch der Körper gar nicht so fest wie er aussehe. Er bestehe aus Energie, Schwingung, verändere sich ständig, um schließlich zu sterben und einen anderen Aggregatzustand anzunehmen. Er könne sich nicht in nichts auflösen.

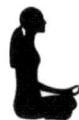

Brunnenmeditation[29]

Dauer: 20 – 30 Minuten

Die Brunnenmeditation erfrischt und macht klar. Hier soll die Vorstellung wirksam werden, dass der ganze Körper - außen und innen - mit Quellwasser gereinigt und geklärt wird.

Der äußere Leib

Stellen Sie sich vor, unter Ihnen in der Erde - genau dort wo Sie sitzen - befindet sich eine Quelle. Lassen Sie das frische, klare und kühle Quellwasser durch die Achse Ihres Körpers kraftvoll aufsteigen und zum Scheitel hinaustreten. Das Quellwasser überspült jetzt sanft Ihren gesamten äußeren Leib. Er wird gereinigt und erfrischt. Die Wassertropfen perlen an Ihrer Haut ab und tropfen allmählich um Sie herum wieder in die Erde. Die Erde reinigt das Wasser, filtert es. Das Wasser sammelt sich erneut unter Ihnen, um wieder kraftvoll in Ihrer Körperachse aufzusteigen usw. Visualisieren Sie diesen erfrischenden Vorgang einige Male.

---

[29] gelernt bei der Buddhistin Ursula Lyon

Das Körperinnere

Und noch einmal lassen Sie in Ihrer Vorstellung frisches, reines und kühles Quellwasser durch die Achse Ihres Körpers kraftvoll aufsteigen und zum Scheitel hinaustreten. Es dringt nun sanft durch jede einzelne Pore der Kopfhaut ins Innere Ihres Körpers ein. Von der Schädeldecke ausgehend lassen Sie das klare Wasser durch den gesamten Körper hindurchtropfen. Es spült Ihr Gewebe durch, Ihre Muskelmasse, Gelenke, Organe, Blutbahnen, Nervenfasern – jeder kleinste Winkel Ihres Körpers wird durchgespült. Nehmen Sie sich Zeit dafür! Gehen Sie Körperregion für Körperregion flächendeckend durch.

Die Quelle versiegt nie. Es kommt immer wieder frisches Quellwasser nach: durch die Körperachse aufsteigend, zum Scheitel hinaustretend, durch die Poren der Schädeldecke ins Innere Ihres Körpers eindringend.

Wenn Sie in Ihren Händen angekommen sind, lösen Sie die *mudra* und lassen das verbrauchte Wasser über Ihre Fingerspitzen abfließen. Wenn Sie in Ihren Füßen angekommen sind, leiten Sie das belastete Wasser geistig über Ihre Zehenspitzen aus.

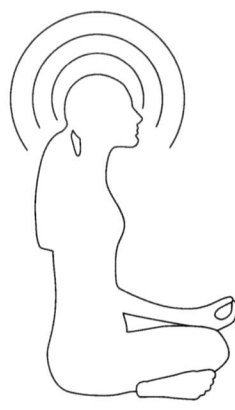

BHATI - Glanzmeditation

An die Atemtechnik *kapalabhati* lässt sich mühelos die Glanz-meditation anschließen. Man ist danach sehr ruhig und meditationsbereit.

Kapalabathi als Vorbereitung

Kapala heißt „Schädel, Kopf", auch „Gehirn", *bhati* „Glanz, Leuchten, Strahlen". *Kapalabhati* bringt das Haupt zum Leuchten. Diese Reinigungsübung *(kriya)* macht die Nasengänge und Nasennebenhöhlen sowie die Stirnhöhle frei und erfrischt insgesamt den Kopf. Durch das verstärkte Abatmen von Kohlendioxid wird langes Atemanhalten mühelos möglich. Dadurch wird man innerlich sehr ruhig. Meiner Erfahrung nach führt besonders die *kapalabhati*-Variante mit Atemverhaltung in der Atemleere am

Ende der Ausatmung *(bahya kumbhaka)* in eine friedvolle Stille. Man hat jetzt regelrecht das Bedürfnis länger zu sitzen und zu meditieren.[30]

Es genügt, wenn Sie drei bis vier Runden *kapalabhati* ausführen, bevor Sie in die Bhati-Meditation übergehen und so lang wie möglich in dieses Leuchten und die Stille eintauchen.

Nach der ersten Runde lenken Sie Ihre Aufmerksamkeit zum *solar plexus.* Visualisieren Sie eine goldene Sonne im Raum hinterm Nabel, die in den gesamten Körper ausstrahlt. Spüren Sie die Wärme, die von diesem Raum ausgeht.
Nach der zweiten Runde gehen Sie mit Ihrer Aufmerksamkeit zum Herzraum. Versuchen Sie dort Weite zu spüren und die Wärme, die vom Herzen ausgeht.
Nach einer dritten Runde spüren Sie in den Kopfraum hinein. Suchen Sie mit Ihrem geistigen Auge den Mittelpunkt des Kopfinneren, wo *bhati* strahlt. Spüren Sie den hellen Glanz, die Weite und das Friedliche dieses Raums.

---

[30] Eine Anleitung für *kapalabhati* finden Sie in meinem Buch: Pranayama – Die Atemschule des Hatha-Yoga, Schirner 2012, S. 107f.

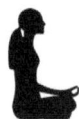

Mantra – Meditation

Die Sprache des Yoga ist Sanskrit, auch *Devanagari* genannt, „Sprache der Götter". Diese älteste Sprache der Menschheit wird in Indien seit Jahrtausenden für spirituelle Zwecke eingesetzt. Man spricht ihrem Klang Kraft zu.

Unter Mantra-Praxis verstehen wir das hörbare oder stille Wiederholen einer als heilig geltenden Sanskrit-Silbe oder eines Begriffs positiven Inhalts. Die Sanskritwurzel *man* („denken") in *mantra* führt zu der Wortbedeutung „jenes, was das Denken übersteigt".[31]

Namarupa-Prinzip

Mantra-Praxis beruht auf der altindischen Auffassung, dass der Klang oder die Schwingung *(nama)* vor der Form *(rupa)* entsteht. Der Klang – und somit auch das Wort – wird als formgebend betrachtet, folglich als sehr wirksam.[32]

---

[31] Huchzermeyer, Wilfried: Das Yoga-Wörterbuch, Edition Sawitri 2006, S. 111

[32] vgl. BDY: Der Weg des Yoga. Handbuch für Übende und Lehrende, Via Nova 1991, S. 207

Das Wort gilt, ähnlich wie im Evangelium nach Johannes, als Ursache stofflicher Manifestation: "Im Anfang war das Wort, und das Wort war bei Gott, und das Wort war Gott." (Johannes 1, 1)

Indem wir ein Mantra wiederholen, werden wir zum Resonanzkörper seiner Schwingung und kommen so physisch und psychisch mit seiner Bedeutung in Kontakt. Der Logik des *namarupa*-Prinzips folgend, ist hier das geistige Wiederholen wirksamer als das laute. Es gibt abstrakte, eigenschaftslose *(nirguna)* und Mantras mit Eigenschaft *(saguna)*.[33]

Nirguna Mantra

Das OM

Von den abstrakten Mantras gilt die als heilig geltende Silbe *om* als wirk- und heilsamsten. Sie wird als Urklang der Schöpfung angesehen, aus dem alle anderen Klänge hervorgehen.

Die *mundaka-upanishad* beschreibt vier Bewusstseinszustände, die mit *om* symbolisch zum Ausdruck gebracht werden.[34] Die Sanskrit-Silbe setzt sich aus den Vokalen A, U und dem Konsonanten M zusammen. A steht für den Wachzustand, in welchem die Sinne auf die äußere Welt gerichtet sind, U für den Traumzustand - hier gilt die Wahrnehmung einer inneren Welt. M symbolisiert den traumlosen Tiefschlaf. Dieser ist unbewusst, sorgenfrei, wunschlos und sehr friedlich und wird daher als glücklicher Zustand aufgefasst. Leider dringt dieses Glück nicht in unser Ta-

---

[33] Yoga-Vidya- Internetportal unter „Mantras"
[34] vgl. BDY-Handbuch, S. 19

gesbewusstsein. In der symbolischen Verschmelzung der drei Grundzustände kommt – symbolisch im *om* – der vierte Zustand zum Ausdruck: Reines Bewusstsein ohne Ablenkung, Sinne und Gedanken sind reglos.

Der „vierte" Zustand gilt als die vollkommene Glückseligkeit. Das getönte OM durchdringt die sich anschließende Stille in einer immer feiner werdenden Schwingung. Diese „erfüllte Stille" ist entscheidend und heißt *anusvara*. Wird das OM geistig „getönt", so ist seine Nachschwingung noch feiner.

Saguna Mantra

Zur *saguna*-Mantra-Praxis gehört vor allem das Wiederholen des Namens einer Gottheit: *ishta*-Mantra. Man ruft Gottheiten an, wie Shiva in *om namah shivaya* oder Vishnu in *om narayana*.

Ishta-Mantras werden gerne in spiritueller Gemeinschaft und in Begleitung eines *shruti*-Harmoniums gesungen. Der Gesang versetzt den *sanga* in eine freudevolle Stimmung.[35]

Bija Mantra

In den Bildsymbolen der Chakras manifestieren sich kosmische Elemente *(tattva)*. *Bija* heißt „Keim" oder „Samen". *Bija*-Mantras bringen die Essenz dieser kosmischen Elemente als Klangsymbol zum Ausdruck.

---

[35] Yoga-Vidya-Internetportal: unter „Saguna Mantras" finden Sie alle *ishta*-Mantras, die in den Ashrams praktiziert werden

Mit dem Wiederholen eines *bija*-Mantras versuchen wir das bestimmte Chakra in Schwingung zu versetzen, dem die Keimsilbe jeweils zugeordnet ist.[36] Die Keimsilben sind: *LAM, VAM, RAM, YAM, HAM, OM* und *anusvara*, die „erfüllte Stille" unmittelbar nach dem *OM* (vgl. S. 78).

Allgemeine Ausführung einer Mantra-Meditation

Die Ausführung besteht darin, dass Sie in einer stabilen, aber entspannten Sitzhaltung mit geschlossenen Augen das Mantra Ihrer Wahl eine zeitlang geistig wiederholen und mit Ihrem Atem synchronisieren.

Wer eine Mantra-Weihe *(diksha)* erhalten hat, meditiert auf das Mantra, das ihm/ihr vom *Guru* übertragen wurde.

Aber auch einfache Wörter lassen sich als Mantra einsetzen und bewirken Wunder, wie das *Jetzt-und-Hier-Mantra* oder das *Lasslos-Mantra*. Sie atmen ein „Jetzt", Sie atmen aus „Hier". In der geistigen Wiederholung werden Sie sich des „Jetzt und Hier" bewusst. Oder Sie begleiten die Einatmung geistig mit „Lass" und die Ausatmung mit „Los", um in der Wiederholung die äußere Welt sein zu lassen und die Sinne allmählich nach innen zu wenden.

Sie können sich entweder ein Zeitlimit setzen oder auch mal schauen, was passiert, wenn Sie dem Wiederholen eines Mantras freien Lauf lassen.

---

[36] Zuordnung s. Chakra-Meditation, S. 87

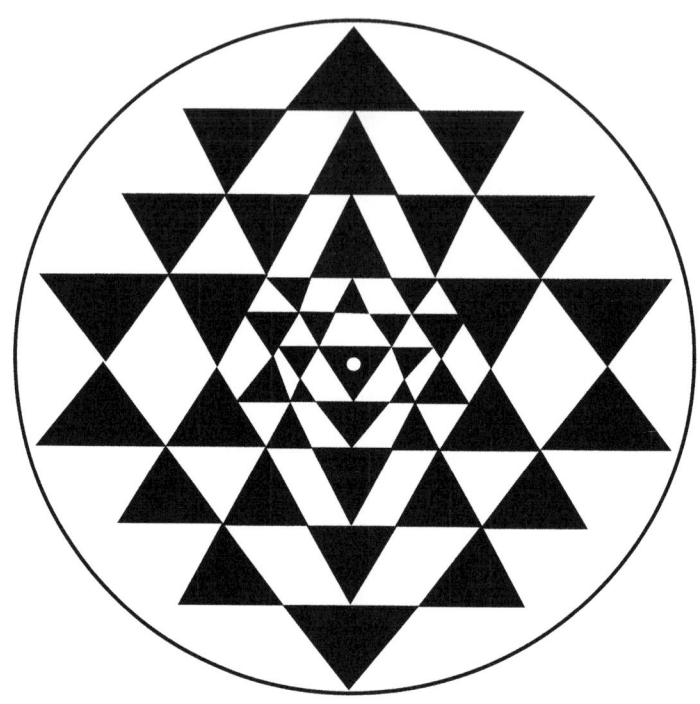

Yantra – Meditation

Ein Yantra ist ein rein geometrisches Muster im Gegensatz zum Mandala, das auch figürliche Bedeutungsträger enthält. Das Wort *Yantra* bedeutet „Stütze, Säule", weil ein Yantra die Meditation unterstützt und zur Vorlage von Visualisierungen dient.[37]

---

[37] vgl. Huchzermeyer, Wilfried: Das Yoga-Wörterbuch, Edition Sawitri 2006, S. 223

In der tantrischen Abstraktion verdeutlicht ein Yantra das in Form, Farbe und Klang verborgene Energiemuster: "Wenn wir die Wirklichkeit hinter den Erscheinungen erkennen könnten, würden sich vermeintlich statische Strukturen als Muster von Schwingungen offenbaren, wie sie oft in Serien von tantrischen Bildern dargestellt sind. Wenn die Bewegung zunimmt, wird die Form zu einem ‚Ganzen' verdichtet, das als mathematischer Punkt in der Null-Dimension dargestellt wird. Nimmt die Bewegung ab, so werden Ströme und Wirbel in Bewegung gesetzt, und die Form wird immer differenzierter; der Punkt *(bindu)* beginnt sich zu einer ersten geometrischen Figur zu entwickeln, bis die vielfältigen Räume einander durchdringen, überschneiden, kollidieren und Energie erzeugen, welche die gesamte Struktur formt. Die Diagramme der Tantra-Kunst offenbaren die Ausdehnung und Zusammenziehung der Kräfte im fortlaufenden Prozeß der Schöpfung..."[38]

Bedeutung des Shri Yantra

Ein bekanntes Diagramm ist das oben abgebildete *shri yantra*. Es wird erstmals 1200 v. Chr. im *Arthava-Veda* erwähnt und 800 n. Chr. (Epoche des Tantra) in den Schulen des Shankara als Yantra zur Meditation eingeführt. Das *shri yantra* hat eine geometrisch geordnete Form und ist auf einen Mittelpunkt ausgerichtet. So ermöglicht es bei Betrachtung die Sammlung und Ausrichtung des Geistes.

---

[38] Mookerjee, Ajit / Khanna, Madhu: Die Welt des Tantra in Bild und Deutung, Barth 1978, S. 67

Aus dem Punkt, dem *bindu* – der „Essenz der Essenzen" – entwickelt sich das kosmische Schöpfungsfeld in neun Phasen, die ich hier nicht weiter ausführe. Die drei- bzw. mehrdimensionale Tiefe des Diagramms symbolisiert Kräfte und Aspekte des Göttlichen. Sie ergibt sich aus neun großen Dreiecken, durch deren Überschneidung sich 43 kleinere Dreiecke bilden, jedes ein Ursprungszentrum kosmischer Energie.

Das Dreieck repräsentiert die drei *guna*, also die drei Qualitäten der Natur: *sattva* (neutral, leuchtend, rein, ausgeglichen, fein), *rajas* (bewegend, aktiv, auch: rastlos, aufwirbelnd) und *tamas* (hemmend, träge, dumpf, fest, grob). Das mit der Spitze nach unten ausgerichtete Dreieck steht für Shakti, den weiblichen Aspekt des Göttlichen und das mit der Spitze nach oben ausgerichtete für Shiva, den männlichen Aspekt des Göttlichen. Die Dreiecke überschneiden sich, weil nach tantrischer Auffassung das Shivashakti-Prinzip gemeinsam wirkt.

Das Shri-Yantra ist komplex. Seine zahlreichen geometrischen Formen für sich betrachtet weisen einerseits jeweils Entsprechungen mit der Hathayoga-Feinstoffphysiologie des menschlichen Körpers auf und andererseits mit Phänomenen des Universums wie Prana, Zeit, Raum, Unendlichkeit. Sich kontemplativ in dieses Yantra zu vertiefen wirkt stark fokussierend, gleichzeitig macht es den Geist weit.

Bevor Sie mit der Yantra-Meditation beginnen, ist es sinnvoll, erst einmal die Augen mit den folgenden Augenübungen zu trainieren und zu reinigen.

Vorbereitende Augenübungen

Trataka gehört zu den *shat-karma*, den sechs Reinigungsübungen im Hathayoga, bestehend aus *dhauti, vasti, neti, nauli, trataka* und *kapalabhati*. Unter *trataka* versteht man eine Art Augentraining, das die wandernde Augenbewegung und den Blick ruhigstellt, um das Schauen zu vertiefen. In der ersten Augenübung fixieren wir den Blick jeweils an Punkten, die den Radius möglichen Schauens ausschöpfen.

Trataka 1 – Augentraining

Dauer: ca. 10 Minuten

Nehmen Sie im Diamantsitz Platz, die Hände ruhen entspannt auf den Oberschenkeln. Lassen Sie Ihren Kopf leicht über der Wirbelsäule balancieren. In der Augenübung bewegen Sie ausschließlich die Augen, der Kopf bleibt unbewegt. Schauen Sie mit beiden Augen mittig in die Ferne. Der Blick ist weich. Dann sehr langsam:

1. weit nach oben, halten – weit nach unten, halten - nach oben, halten – nach unten, halten – nach insgesamt drei Wiederholungen kommen Sie zur Mitte zurück

2. weit nach rechts, halten – weit nach links, halten - nach rechts, halten – nach links, halten - nach insgesamt drei Wiederholungen kommen Sie zur Mitte zurück

3. diagonal weit nach rechts oben, halten – weit nach links unten, halten – nach rechts oben, halten – links unten,

halten – nach insgesamt drei Wiederholungen kommen Sie zur Mitte

4. diagonal weit nach links oben, halten – weit nach rechts unten, halten – nach links oben, halten – rechts unten, halten – nach insgesamt drei Wiederholungen kommen Sie zur Mitte zurück

5. kreisen Sie jetzt die Augen gegen den Uhrzeigersinn: von der Mitte weit nach rechts, halten – rechts oben, halten – Mitte oben, halten – links oben, halten – weit nach links, halten – links unten, halten – Mitte unten, halten – rechts unten, halten – wieder rechts ankommen und zur Mitte zurück

6. kreisen Sie nun die Augen im Uhrzeigersinn: von der Mitte weit nach links, halten – links oben, halten – Mitte oben, halten – rechts oben, halten – weit nach rechts, halten – rechts unten, halten – Mitte unten, halten – links unten, halten – wieder links ankommen und zur Mitte zurück

7. reiben Sie die Hände ganz schnell aneinander und halten Sie sie im Abstand von einem Zentimeter vors Gesicht

8. bleiben Sie einen Moment so sitzen spüren Sie nach.

Nach dieser ersten Augenübung sollte es jetzt leicht fallen, den Blick auf einen einzigen Punkt auszurichten. Da wir diesen Punkt in einer Kerzenflamme betrachten, nennt sich die zweite Augenübung auch „Lichtmeditation".

Trataka 2 – Augenreinigung

Dauer: 10 – 15 Minuten

Zünden Sie eine Kerze an und setzen Sie sich im Kreuzsitz in einer Entfernung von ca. einem halben Meter davor. Versuchen Sie jetzt ohne zu Blinzeln mit leicht geöffneten Augen in die Flamme zu schauen. Fixieren Sie den hellsten Punkt der Flamme. Wenn die Augen anfangen zu tränen, schließen Sie sie und nehmen die Spiegelung des Lichts in sich auf. Sobald dieses Bild verblasst, öffnen Sie Ihre Augen und betrachten erneut das Kerzenlicht. Führen Sie *trataka* insgesamt dreimal durch, bevor Sie sich die Betrachtung des *shri yantra* vornehmen.

Kontemplation des Shri Yantra

Hängen Sie sich das Plakat des Yantra auf Augenhöhe an die Wand und setzen Sie sich in einem angemessenen Abstand im Yogasitz davor. [39]

Verfahren Sie jetzt genauso wie zuvor in *trataka 2:* Versuchen Sie das Diagramm ohne Wimperbewegung zu betrachten. Wenn Ihre Augen anfangen zu tränen, schließen Sie sie und nehmen die Reflexion des Diagramms in sich auf. Sobald dieses Bild verblasst, öffnen Sie die Augen wieder und betrachten das Yantra erneut. Spüren Sie die Resonanz der Yantra-Schwingung. Erfahren Sie das Yantra in Ihrem Innern. Nehmen Sie sich Zeit dafür, es gibt viel zu entdecken!

---

[39] Wir erlauben Ihnen, die Abbildung des Shri Yantra aus diesem Buch im Copyshop zu vergrößern

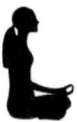

Chakra – Meditation[40]

Das Chakra-System gehört zur Hathayoga-Feinstoffphysiologie. *Chakra*, wrtl. „Rad, Wirbel", sind Energiezentren, von denen sich sechs im Zentralkanal der Wirbelsäule befinden und das siebente über der Schädelkrone. Ihre Korrelation zu den Nervengeflechten (Plexus), sowie ihre Korrespondenz mit den Wahrnehmungssinnen habe ich in meinem Buch *Pranayama* erklärt.[41] Dort finden Sie auch Informationen zu Funktion und Verlauf der *nadi,* den Energiekanälen, in denen unsere Lebensenergie *(prana)* fließt. Diese Energiekanäle passieren alle sechs im Körper lokalisierten Chakras. Die Chakra-Leiste repräsentiert die Transformation vom erdgebundenen Groben zum lichten Feinen.

In einer Chakra-Meditation kommen Sie mit Ihren Energiezentren in Kontakt. Das geistige Wiederholen der Keimsilbe versetzt das entsprechende „Energie-Rädchen" in feine Schwingung. Je nachdem wie lange Sie bei einem Chakra verweilen, dauert diese Meditation 40 – 50 Minuten. Sie können auch nur ein bestimmtes Chakra zum Thema Ihrer Meditation machen (Dauer: 10 – 15 Minuten).

---

[41] Pranayama – Die Atemschule des Hatha-Yoga. Übungsbegleiter zum tieferen Verständnis der Pranayama-Praxis, Schirner 2012, Kapitel II, S. 65 - 73

MULADHARA CHAKRA - Wurzelchakra

Mula-adhara heißt „Wurzelstütze". Das Wort deutet auf Verwurzelung Richtung Erde und potenzielles Wachstum Richtung Himmel. Grobe Materie, Festigkeit, Vitalität und Sinnlichkeit werden mit diesem erdnahen Chakra in Verbindung gebracht.

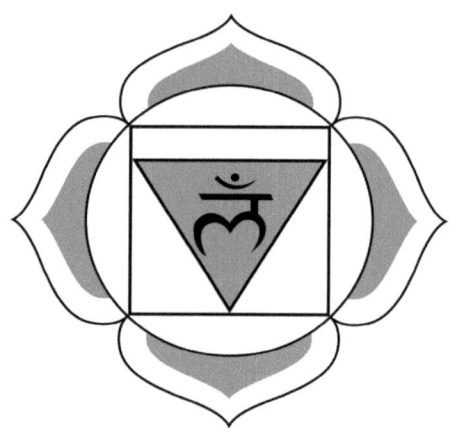

1. Visualisierung des MULADHARA CHAKRA

Lenken Sie Ihre Aufmerksamkeit zum untersten Chakra an der Wirbelsäulenbasis und visualisieren Sie ein ockergelbes Quadrat - Symbol für das Element Erde. Seine Ecken sind durch einen Kreis verbunden, der vier Blütenblätter trägt. Bleiben Sie einen Moment bei diesem Bild des vierblättrigen Lotus. Verbinden Sie

Ihre Basis mit Festigkeit und Stabilität. Erden Sie sich, verwurzeln Sie sich!

Stellen Sie sich nun im Erdquadrat ein feuerrotes, mit der Spitze nach unten zeigendes Dreieck vor – Symbol für die *Shakti*, die weibliche göttliche Energie. In diesem Dreieck sehen Sie ein kleines *lingam*, das für die göttliche Schöpferkraft steht. Die *kundalini* hat sich dreieinhalb Mal um das Lingam gewickelt und verschließt mit ihrem Schlangenkopf das Tor zum Hauptenergiekanal namens *sushumna*. Lassen Sie dieses Bild auf sich wirken.

Die Schlangenkraft wird vom Elefantengott Ganesha bewacht, dem Hüter des Unterbewusstseins.[42] Begrüßen Sie Ganesha mit dem *bija*-Mantra *LAM*, das Sie geistig wiederholen, auf dass er Ihre verborgenen Schätze hütet und fein dosiert nur das aufsteigen lässt, was Sie in der Lage sind zu integrieren und zu transzendieren.

SVADHISTHANA CHAKRA - Genitalchakra

Svadhistana heißt „Stütze des Selbst". Gestützt wird von hier aus der Transformationsprozess durch die Naturkräfte Fruchtbarkeit und Sexualität, mit denen das Genitalchakra in Verbindung steht. Hier entspringen auch Kreativität und Willenskraft.[43]

---

[42] vgl. Gammenthaler, Reinhard: Kundalini-Yoga-Parampara. Die lebendige Tradition des Kundalini-Yoga, Simowa 2010, S. 134 f.
[43] Wo nichts ist, kann auch nichts transformiert werden.

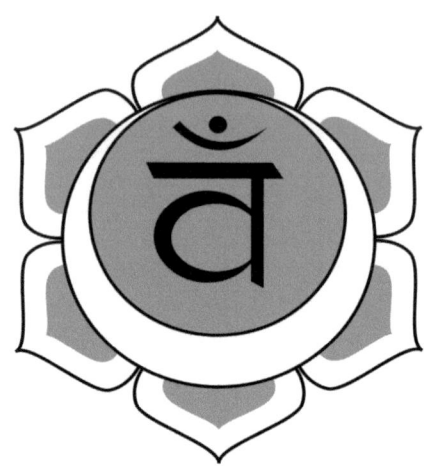

2. Visualisierung des SVADHISTHANA CHAKRA

Vom Wurzellotus gehen Sie jetzt mit Ihrer Aufmerksamkeit die Wirbelsäule aufwärts auf Höhe von Genitalien und Kreuzbein, wo *svadhisthana chakra* lokalisiert ist. Visualisieren Sie einen sechsblättrigen Lotus, in welchem ein weißer Halbmond, wie eine nach oben geöffnete Schale ruht – Symbol für das Element Wasser.

Stellen Sie sich nun in dieser „Wasserregion" einen quicklebendigen Delphin *(makara)* vor und nehmen Sie Kontakt zu ihm auf, kommunizieren Sie mit ihm! Er wird Sie in Ihrer Kreativität unterstützen und Ihnen spielerisch die Richtung weisen, wenn es darum geht, Ihre sexuelle Energie zu verfeinern und dem Göttlichen darzubieten. Begrüßen Sie ihn mit dem *bija*-Mantra *VAM*, das Sie geistig wiederholen.

MANIPURA CHAKRA - Nabelchakra

Manipura heißt „Stadt der Juwelen", weil dieses Zentrum Licht und Energie *(prana)* speichert. *Prana* facht hier *agni*, das Verdauungsfeuer an. Zentriertheit, Selbstkontrolle und Intuition werden mit diesem Energiezentrum der Mitte assoziiert.

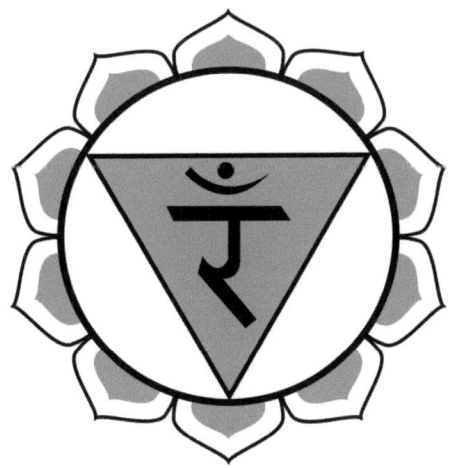

3. Visualisierung des MANIPURA CHAKRA

Vom *svadhisthana chakra* wandern Sie mit Ihrer Aufmerksamkeit die Wirbelsäule weiter aufwärts Richtung Nabelgegend zum *manipura chakra*. Hier visualisieren Sie einen zehnblättrigen Lotus mit einem rot leuchtenden Dreieck im Innern – Symbol für das Element Feuer. Lassen Sie dieses Bild auf sich wirken.

Gehen Sie nun ins Zentrum des roten Dreiecks, wo Sie geistig eine goldene Sonne aufgehen lassen. Lassen Sie diese bis in die Peripherie Ihres Körpers ausstrahlen und in einer Wärme leuchten, die Ihre Mitte erfreut. An der unteren Spitze des Feuerdreiecks nimmt jetzt das Bild eines Widders vor Ihrem geistigen Auge Form an, der das Feuer bewacht. Richten Sie den Gruß an ihn mit dem *bija*-Mantra *RAM*, das Sie innerlich wiederholen.

ANAHATA CHAKRA – Herzchakra

Anahata bedeutet „der nicht angeschlagene Ton". Subtile, lautlose Schwingungen berühren den Herzraum und bringen seinen Lotus zum Aufblühen. Der Herzlotus ist mit den Qualitäten Liebe und Mitgefühl aufs Engste verbunden.

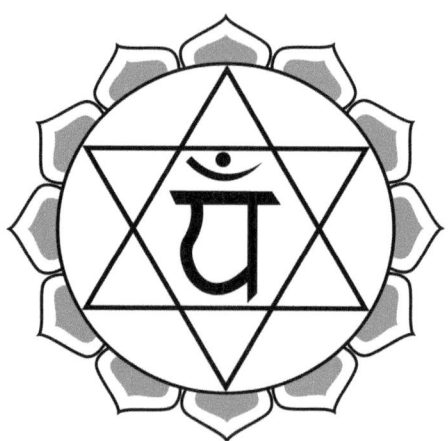

4. Visualisierung des ANAHATA CHAKRA

Vom Nabellotus lenken Sie Ihre Aufmerksamkeit die Wirbelsäule weiter aufwärts Richtung Herzraum. Spüren Sie in diesen Raum hinein, bis vor Ihrem inneren Auge *anahata chakra* mit zwölf goldenen Blütenblättern erscheint. Lassen Sie dieses Bild auf sich wirken.

In seiner Fruchthülle baut sich nun „das hexagonale rauchfarbige *vayu-mandala*" auf: ein Sechsstern aus zwei gleichseitigen übereinander gelagerten und ineinander verflochtenen Dreiecken – Symbol für das Element Luft. In seinem Zentrum finden Sie ein kleines leuchtend gelbes Dreieck, das *surya-mandala*.[44] Es wird Ihre ungeteilte Konzentration erfordern, dieses Hexagramm zu visualisieren. Nehmen Sie sich die erforderliche Zeit dafür.

Versuchen Sie sich das vorzustellen, was sich in der geometrischen Form offenbart, nämlich das Ineinanderverflochtensein der „Gegenspieler" *ida-* und *pingala-nadi* in der Herzregion und spüren Sie die damit verbundene Harmonie, die vom Herzen ausgeht.

An der unteren Spitze des Sechssterns sehen Sie nun eine wunderschöne Antilope, die Trägerin der Luft. Sie rufen sie an mit dem *bija*-Mantra *YAM,* das Sie geistig wiederholen. Spüren Sie die Freude über die Ausdehnung Ihrer Herzenswärme!

---

[44] Avalon, Arthur: Die Schlangenkraft. Die Entfaltung schöpferischer Kräfte im Menschen, Barth 1994 (6. Auflage, 1. Auflage 1936), S. 231

VISHUDDHA CHAKRA – Kehlchakra

Der Name *vishuddha* „vollkommene Reinheit" verweist darauf, dass sich hier Grobes in Feines umwandelt. Dieses Energiezentrum wird mit Spiritualität, Transformation und übernatürlicher Kraft assoziiert.

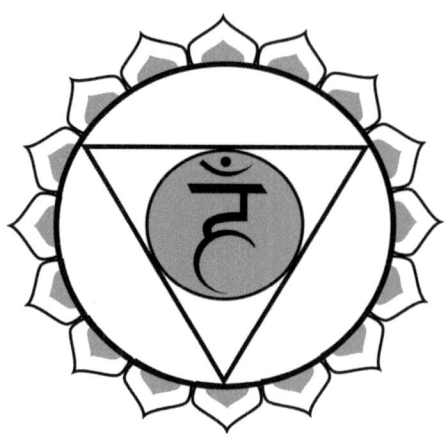

5. Visualisierung des VISHUDDHA CHAKRA

Vom Herzlotus erfreut wandern Sie mit Ihrer Aufmerksamkeit die Wirbelsäule weiter aufwärts Richtung Kehlraum, Sitz von *vishuddha,* dem Chakra der Reinheit. Visualisieren Sie einen weiß-transparenten Kreis – Symbol für das Element Äther – von sechzehn Blütenblättern umsäumt. Lassen Sie dieses Bild auf sich wirken.

Füllen Sie diesen Kreis in Ihrer Vorstellung mit einem Dreieck aus, dessen Spitze nach unten zeigt *(chandra-mandala)*. Nachdem Sie dieses Bild eine Weile betrachtet haben, füllen Sie das Dreieck wiederum mit einem Kreis aus, in dem ein weißer Elefant erscheint. Versuchen Sie sich mit der Reinheit des Bildes zu identifizieren und wiederholen Sie geistig das *bija*-Mantra *HAM*.

AJNA CHAKRA – Stirnchakra

Ajna heißt wrtl. „Befehlsgewalt, Weisung". Von *ajna* geht geistige Kontrolle aus. Der Stirnlotus, auch „Drittes Auge" genannt, steht für Konzentration, Klarheit, Geisteskraft und Vision.

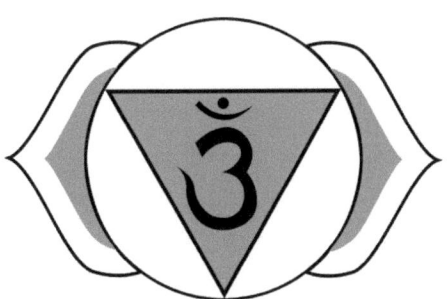

6. Visualisierung des AJNA CHAKRA

Lösen Sie sich vom Kehllotus und steigen Sie mit Ihrer Konzentration aufwärts zur Stirn. Dort fixieren Sie den Bereich auf Höhe der Nasenwurzel zwischen den Augenbrauen. Sie wechseln die Perspektive nach innen und gehen mit Ihrer Aufmerksamkeit in den Stirnraum, wo Sie sich einen weißen zweiblättrigen Lotus vorstellen, in dessen Fruchthülle ein umgekehrtes Dreieck mit dem *devanagari*-Zeichen *om* ruht. Indem Sie geistig das *bija-mantra OM* wiederholen, lassen Sie den leeren Raum im *bindu-*Innern (im Punkt des OM-Zeichens) mit großer Lichtfülle erstrahlen. Lassen Sie Weite, Helligkeit und großen Frieden in Ihren Stirnraum einziehen.

SAHASRARA CHAKRA – Scheitelchakra

Über der Fontanelle am Ausgang der Hauptnadi *sushumna* schwebt *sahasrara chakra*, wrtl. „das Rad mit den tausend Speichen", auch *sahasrara padma,* „tausendblättriger Lotus" genannt.

In diesem höchsten Chakra versinnbildlicht die mystische Hochzeit der Gottheiten Shiva und Shakti die Aufhebung aller Gegensätze. Diese nur Wenigen zuteilwerdende yogische Gipfelerfahrung führt zur Erkenntnis der Einheit und zu unermesslichem Glück.

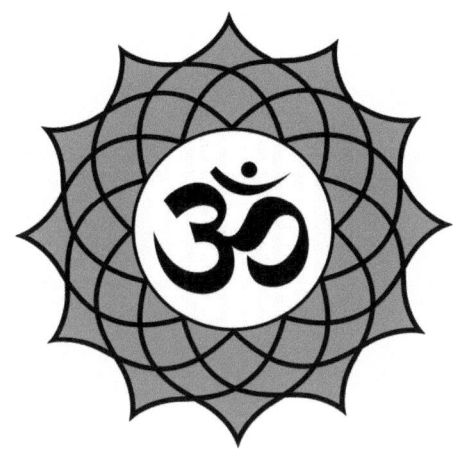

7. SAHASRARA CHAKRA

Verlassen Sie geistig das Stirnchakra und wandern Sie mit Ihrer Aufmerksamkeit zum Scheitel – und über den Scheitel hinaus zum Kronenchakra. Hier lassen Sie alles hinter sich und gehen in die Stille.

Rückkehr zur Basis

Nach diesem Innehalten in der Stille gehen Sie wieder allmählich und langsam mit Ihrer Aufmerksamkeit zur Wurzel zurück und erden sich über den Kontakt der Körperbasis zum Boden. Sobald Sie Stabilität spüren, legen Sie die Handflächen in *anjali mudra* vor dem Herzraum aneinander und verneigen sich vor der unerschöpflichen Lehre und Kraft des Yoga. *Om shanti.*

II. 5. Vergänglichkeit und Tod[45]

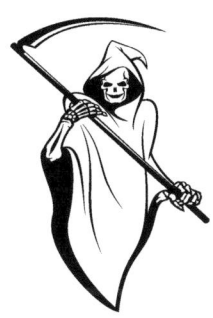

SAMKALPA – Der Entschluss

Samkalpa heißt „Entschlossenheit, Absicht, Ziel"; „*samkalpa* setzen" bedeutet: einen festen (yogischen) Entschluss fassen. Traditionellerweise lässt der Yogalehrer *samkalpa* in *shavasana* oder *yoganidra* einfließen. Während der Schüler tiefenentspannt daliegt, formuliert der Lehrer einen Entschluss, den es zu fassen gilt. Das hat den Vorteil, dass der oft störende Intellekt hier nicht mehr in die Quere kommen kann, und sich der Entschluss in ein

---

[45] Diese Betrachtungen von Vergänglichkeit und Tod hatte ich für einen Hathayoga Wochenend-Workshop konzipiert: *Asana – Pranayama – Meditation.* Die Texte sind teilweise einer buddhistischen Internetseite entnommen, wo Buddha zitiert wird (sorry, Genaueres nicht mehr auffindbar). Ich habe die Betrachtungen und Entschlussformulierungen durch yogische ergänzt und den Workshop am zweiten Tag vor allem durch die positiv aufbauende Betrachtung des unverletzbaren Wesenskerns *purusha* abgerundet.

entspanntes Hirn besser einprägt. Dazu gehört ein starkes Vertrauensverhältnis zwischen Schüler und Yogalehrer.

In meinem Unterricht biete ich formulierte Entschlüsse an, während der Schüler bei wachem und klarem Bewusstsein ist. Jeder kann auf diese Weise selbst entscheiden, ob er diesen Entschluss aus eigener Einsicht fassen möchte.

Tag I

Erste Betrachtung:
Das Vergehen eines Atemzugs

Den Atem betrachten. – Sich das kurze Verweilen
des Atems im Körper klarmachen. –
Sich das Vergehen eines Atemmoments
klar vor Augen führen. –
Die Lücke finden zwischen Vergangenem
und Kommendem: Das Jetzt und Hier.

Erläuterung

Atemzug für Atemzug wird unsere Lebensdauer reduziert. Mit jedem Atemzug brauchen wir unser Leben auf und kommen dem Tod näher[46] - und zwar ob wir wollen oder nicht. Ich kann den Moment nicht festhalten. Mir bleibt nur Einsicht und Akzeptanz: *Ich kann dem Tod nicht entgehen!*

Aus der Betrachtung des Todes ergeben sich Orientierungen für eine yogische Lebensführung. Nicht Dogma, Zwang oder eine Verordnung von oben führen dahin, sondern allein Einsicht.

---

[46] Diese Aussage basiert auf der altindischen Vorstellung, dass jedem Menschen eine bestimmte Anzahl von Atemzügen zur Verfügung steht. *Asana-* und *Pranayama*-Praxis, insbesondere die Vertiefung des Atems und das Atemanhalten, sollte auch lebensverlängernde Wirkung haben. Authentische Hathayogis nehmen den Kampf mit der Sterblichkeit auf, entwickeln Techniken, um Lebenskraft zu sammeln, Krankheit, Alter und Tod zu besiegen. Sie wollen Macht über die stoffliche Natur gewinnen. Aber letztlich muss auch ein Yogi sterben, oder?

Zweite Betrachtung:
VIVEKA – Unterscheidende Erkenntnis

Wenn eines sicher ist, dann die Tatsache,
dass wir alle sterben müssen. –
Jeder Mensch wird sterben. –
Es gibt keinen Ort,
an dem man nicht sterben müsste,
auch keine zeitliche Epoche,
in der Menschen nicht sterben müssen. –
Unsere Lebenszeit nimmt ständig ab,
uns bleibt relativ wenig Zeit,
uns zu verwirklichen.

- Was macht unser Leben wertvoll?
- Was ist im Leben wesentlich, was belanglos?
- Was ist vergänglich, was bleibt?

samkalpa 1
Wir fassen den festen Entschluss, unser Leben so zu führen und zu achten, damit wir ohne Reue sterben können.

Dritte Betrachtung:
ATHA – Jetzt

Der Zeitpunkt des Todes ist ungewiss. –
Die Zeitspanne des menschlichen Lebens
ist nicht festgelegt. –
Unser Körper ist von Natur aus sehr verletzlich
und angreifbar. Daher gibt es viele Umstände,
die den Tod herbeiführen können.

samkalpa 2
Wir fassen den festen Entschluss, die Verwirklichung nlcht zu verschieben, nicht auf morgen und nicht aufs nächste Jahr, sondern sofort damit zu beginnen!

Vierte Betrachtung:
VAIRAGYA – Loslassen, nicht anhaften

Zum Zeitpunkt des Todes lassen wir
unseren Körper zurück. –
Wir lassen geliebte Menschen zurück,
denen wir lange nahe waren,
und wir lassen auch mühsam
angesammelten Wohlstand zurück.

samkalpa 3

Wir fassen den festen Entschluss, Anhaftungen aufzugeben.
Wir alle müssen unseren Körper verlassen, unsere Geliebten zurücklassen und unseren hart erarbeiteten Besitz.

Erläuterung

Anhaftungen aufgeben heißt nicht, dass wir uns von heute auf morgen von allem Besitz trennen müssten - obwohl das schon von manchem Asketen so radikal ausgelegt wurde. Es heißt auch nicht, keine Bindung mit geliebten Menschen einzugehen, obwohl es auch diese Aufrufe von spirituellen Meistern gegeben hat: die Familie verlassen, Zölibat usw.

Wir sind weder Mönch oder Nonne, noch Swami, noch Rinpoche, auch kein Shri Shri. Es geht für uns hier jetzt vielmehr um eine innere Einstellung: Dinge besitzen in dem Bewusstsein, dass sie einem letztlich gar nicht richtig gehören. Die Momente des Glücks genießen im Bewusstsein: Alles kann sich ändern, alles kann vergehen.

Anhaftungen aufgeben heißt vor allem: Sich nicht mit dem was vergeht zu identifizieren, weil dadurch Leid und Verwirrung entstehen.

Tag II

(Auffrischen) Wozu betrachten wir den Tod?

In Anbetracht des Todes können wir klarer beurteilen: Was ist wesentlich, was belanglos. Die Erinnerung an den Tod rückt die Ereignisse unseres Lebens in ein kraftvolles Licht.

Das Leben lehrt uns das Loslassen,
aber wir sprechen von Verlust.[47]

Erste Betrachtung:
Verantwortung

Wir haben die menschliche Geburt erlangt
mit ihren Freiheiten und Möglichkeiten.
Eine große Chance! Und eine große Verantwortung
unserer Existenz gegenüber.

samkalpa 1

Wir fassen den festen Entschluss, dieses kostbare menschliche Potenzial nicht zu verschwenden und unseren Lebensraum, den Planeten Erde, zu achten.

---

[47] Ursula Lyon auf einem Meditationsretreat im Buddhahaus am Laacher See

Zweite Betrachtung:
ABHYASA – Entschlossenes Üben

Wir haben den Zugang zu einem der kraftvollsten,
wirksamsten und ältesten spirituellen Wege
der Menschheit gefunden: zum Yoga.
Bravo! Gratulation!

Erläuterung
Der Yoga lässt uns nicht ratlos, orientierungslos, ziellos durchs Leben wanken. Der Yoga bietet einen konkreten Übungsweg an.

samkalpa 2
Wir fassen den festen Entschluss, in dem uns möglichen Rahmen Yoga zu praktizieren.

"Buchwissen, große Reden und Gelübde können
die Übung nicht ersetzen!" [48] (HYP, I. 65-66)

---

[48] Weiß, Hartmut: Quellen des Yoga – Übersetzung und Kommentierung klassischer Sanskrit-Texte zur Körper- und Geistesschulung, Selbstverlag 1995, S. 111f.

Dritte Betrachtung:
PRAKRITI – Die Urnatur des Stofflichen

Patanjali verfasst das *Yogasutra* vor ca. 2000 Jahren. Er bedient sich der Terminologie des *Samkhya*, einer dualistischen Weltanschauung, die zwei voneinander getrennte Prinzipien behauptet: Erstens *prakriti,* das Prinzip der Materie, die Urnatur des Stofflichen.

Alles, was prakriti hervorbringt ist
der Veränderung, der Wandlung und dem Tod unterworfen,
ist also vergänglich, unbeständig
und in seinem Grund substanzlos. –
Ohne Veränderung gäbe es kein Wachstum,
keine Entwicklung, auch keine Chancen.

samkalpa 1
Wir begrüßen *prakriti*, die Urnatur des Stofflichen und das Wunderbare, das sie hervorbringt!

Vierte Betrachtung
PURUSHA – Das reine Bewusstsein

Das zweite Prinzip, das die *Samkhya*-Philosophie behauptet, heißt *purusha*, das reine Bewusstsein.

Purusha ist unveränderlich – ewig –
ungebunden – unberührbar –
nicht verletzbar – ruhend.

Erläuterung
Das Großartige an *purusha* ist, dass er laut yogischem Konzept im Herzen eines jeden Menschen wohnt, deshalb wird *purusha* auch übersetzt mit "Spirituelles Selbst".
Das heißt: Die Erscheinungswelt der *prakriti* ist nicht - wie im *Vedanta* angenommen - *maya*, also „Illusion", sondern Realität. Nur, dass diese Realität anderen Gesetzen unterliegt als die Realität des *purusha*. Solange wir mit dem identifiziert sind, was vergeht, ist unsere Wahrnehmung getrübt, verzerrt oder falsch. Erst ein geläuterter Geist kann zum Medium für *purusha* werden mit einer klaren Sicht auf die wahrhaftige Welt, so wie sie ist.

samkalpa 2

Wir fassen den festen Entschluss, alle Vorbereitungen dafür zu treffen, unser Herz zu „öffnen" und *purusha*, reines Bewusstsein durchscheinen zu lassen.

samkalpa 3

"Ich bin ungebunden. Ich bin im Grunde meines Herzens nicht verletzbar. Ich bin im Grunde meines Herzens reines Bewusstsein. *Om shanti*."

II. 6. Neujahrsmeditation[49]

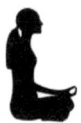

Altes hinter sich lassen

Dauer: ca. 20 Minuten

Nehmen Sie eine feste Sitzposition ein und atmen Sie mehrmals tief durch. Halten Sie nun vor Ihrem geistigen Auge einen Notizzettel bereit und richten Sie darauf zwei Listen ein. Die eine Liste hat die Überschrift „negative Ereignisse des letzten Jahres", die andere „positive Ereignisse des letzten Jahres".

Jetzt gehen Sie gedanklich das letzte Jahr in aller Ruhe auf die wichtigsten persönlichen Ereignisse durch. Ereignisse privater Art hinsichtlich Gesundheit, Gefühls-, Beziehungs- oder Familienleben und Ereignisse beruflicher Art, wie Erfolge, gelungene Projekte bzw. Misserfolge, Fehlschläge.

Schenken Sie nur den herausragenden Ereignissen Beachtung. Wählen Sie die Dinge aus dem letzten Jahr aus, die für Sie persönlich eine Bedeutung hatten. Listen Sie diese Auswahl an Ereignissen in den zwei visualisierten Spalten auf: positiv / negativ.

Nach einer Weile nehmen Sie sich noch einmal die vermeintlich negativen Ereignisse vor und untersuchen sie dahingehend, ob

---

[49] inspiriert durch Ursula Lyon

Sie Ihnen nicht vielleicht doch etwas Positives abgewinnen können. Haben diese Ereignisse Sie etwas Wichtiges gelehrt? War ein Ereignis eine essenzielle Erfahrung, die Sie weitergebracht hat, die Ihnen zu einer entscheidenden Einsicht verholfen hat? Hat Sie das Ereignis eventuell von einer Illusion befreit?

Nehmen Sie nun (geistig) den Zettel mit Ihren Listen und werfen Sie ihn in ein imaginiertes Feuer. Betrachten Sie das Schauspiel, wie dieses Schriftstück samt zurückliegenden Ereignissen bis auf das letzte Nanoteilchen verbrennt. Lassen Sie bei dieser Vorstellung die Ereignisse des letzten Jahres los!

Widmen Sie sich nun dem neuen Jahr. Schauen Sie nach vorn! Was nehmen Sie sich für das neue Jahr vor? Privat, beruflich, für sich selbst oder in Bezug auf andere.

Samkalpa

Wenn nun zig Ideen und gute Vorsätze auf Sie einstürmen, halten Sie inne. Wählen Sie ein bis drei der für Sie wichtigsten aus und fassen Sie einen festen Entschluss fürs neue Jahr. Wägen Sie diese ein bis drei Vorhaben an Ihren realen Möglichkeiten ab. Ist es realistisch, sich diese Dinge vorzunehmen? Lassen sie sich umsetzen? Lassen Ihre Verhältnisse solche Entschlüsse zu?

Eventuell korrigieren Sie Ihre Vorhaben noch einmal. Vielleicht bleibt jetzt nur noch ein Entschluss übrig, auf den zu fassen Sie Ihre ganze Aufmerksamkeit lenken können.

Legen Sie nun die Handflächen in *anjali mudra* aneinander und führen Sie diese Geste zur Stirn, auf dass Ihnen die Kraft Ihrer

Gedanken bei der Realisierung Ihres Entschlusses hilft. Dann führen Sie die Mudra zum Herzen, auf dass Sie Ihr Vorhaben aus vollem und reinem Herzen in die Tat umsetzen, ohne jemandem Schaden zuzuführen. Und mit einer kleinen Verbeugung versiegeln Sie *samkalpa*, Ihren fest gefassten Entschluss. *Om shanti.*

II. 7. Integration – Herzenergie

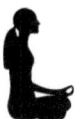

MAITRI - Liebende-Güte-Meditation[50]

Ein außergewöhnlich wirksames Mittel zur Besänftigung des Geisteszustandes der Angst vor Tod, Zerfall, Unbeständigkeit, Verlust und Schmerz ist *maitri* – „die Meditation der liebevollen Güte". Sie öffnet unser Herz und stimmt unseren Geist milde. Sie nimmt uns die Härte, macht uns freundlich und friedvoll. Sie lehrt, sich selbst und andere liebevoller zu betrachten, nicht zu streng mit sich selbst und anderen zu sein.
In der buddhistischen Tradition läuft sie unter Metta-Meditation. *Metta* ist Pali und heißt „liebende Güte" in der Sprache des Buddha. Diese Form der Meditation wird von Yogis und Buddhisten praktiziert.

Es gibt verschiedene Varianten von *maitri*. Die hier gewählten Geschenke „Schutz, Trost und Geborgenheit" können z. B. ersetzt werden durch „Liebe", „Glück" oder „Frieden". Das Bild der transparenten Seidentücher kann z. B. ausgetauscht werden gegen das eines Blumenstraußes, der im „geistigen Garten" gepflückt und verschenkt wird.[51]

---

[50] gelernt bei Ursula Lyon u. a. in verschiedenen Varianten
[51] Ayya Khema, Kongresshalle Berlin 19??

1. Schenken Sie zuerst sich selbst Schutz, Trost und Geborgenheit

Nehmen Sie einen bequemen Yogasitz ein. Atmen Sie mehrmals tief durch und bringen Sie Ihren Atem allmählich zur Ruhe. Gehen Sie nun mit Ihrer Aufmerksamkeit zur Schädeldecke und stellen Sie sich vor, wie aus Ihrem Scheitel ein sehr feines, seidiges und transparentes Tuch herauswächst. Lassen Sie in Ihrer Vorstellung dieses Tuch über Ihren Hinterkopf, Ihren Nacken, Ihre Schultern, Ihren oberen, mittleren und unteren Rücken und Ihr Gesäß gleiten, bis Ihre gesamte Körperrückseite bedeckt ist. Das Tuch schützt Ihre Körperrückseite, schenkt ihr Trost und Geborgenheit.

Gehen Sie nun mit Ihrer Aufmerksamkeit wieder zur Schädeldecke zurück und lassen Sie geistig aus Ihrem Scheitel ein weiteres Tuch herauswachsen. Genau wie das erste ist auch dieses Tuch sehr fein, seidig und durchsichtig. Lassen Sie es über Ihre Stirn und Ihr ganzes Gesicht gleiten. Lassen Sie dieses Tuch Ihren Hals, Ihre Brust, Ihren Bauch und Ihre Beine verhüllen, bis Ihre gesamte Körpervorderseite bedeckt ist. Das Tuch schützt Ihre Körpervorderseite, schenkt ihr Trost und Geborgenheit.

Gehen Sie nun mit Ihrer Aufmerksamkeit wieder zur Schädeldecke zurück und lassen Sie aus Ihrem Scheitel ein drittes Tuch herauswachsen. Auch dieses hat eine sehr feine Beschaffenheit, es ist seidig und transparent. Lassen Sie dieses Tuch in Ihrer Vorstellung an Ihrer linken Seite herab gleiten: über Ihre linke Schläfe samt linkem Ohr, über Ihre linke Schulter, linken Arm und linke Hand, entlang Ihrer linken Flanke und Taille, Ihrer linken Hüfte und über Ihr linkes Knie bis Ihre gesamte linke Körperseite ver-hüllt ist. Das Tuch schützt Ihre linke Körperseite, schenkt ihr Trost und Geborgenheit.

Gehen Sie nun mit Ihrer Aufmerksamkeit wieder zur Schädeldecke zurück und lassen Sie geistig aus Ihrem Scheitel ein viertes Tuch herauswachsen. Es ist sehr fein, seidig und transparent. Lassen Sie dieses Tuch in Ihrer Vorstellung an Ihrer rechten Seite herab gleiten: über Ihre rechte Schläfe samt rechtem Ohr, Ihre rechte Schulter, rechten Arm und rechte Hand, entlang Ihrer rechten Flanke und Taille, Ihrer rechten Hüfte und über Ihr rech-tes Knie bis Ihre gesamte rechte Körperseite bedeckt ist. Das Tuch schützt Ihre rechte Körperseite, schenkt ihr Trost und Ge-borgenheit.

Spüren Sie nun Ihren ganzen Körper im Meditationssitz einge-hüllt in diese vier Seidentücher, die Ihnen Schutz, Trost und Ge-borgenheit schenken.

2. Schenken Sie Ihren Eltern Schutz, Trost und Geborgenheit

Gehen Sie mit Ihrer Aufmerksamkeit wieder zur Schädeldecke zurück und lassen Sie geistig aus Ihrem Scheitel ein weiteres Tuch herauswachsen. Genau wie das erste ist auch dieses Tuch sehr fein, seidig und durchsichtig. Stellen Sie sich Ihre Eltern vor und hüllen Sie sie in dieses Tuch ein – ob sie noch am Leben sind oder nicht – lassen Sie auch Ihre Eltern Schutz, Trost und Gebor-genheit erfahren.

3. Schenken Sie Ihrem Kind oder Ihren Kindern Schutz, Trost und Geborgenheit.

Nachdem Sie Ihren Eltern dieses Geschenk gemacht haben, lenken Sie Ihre Aufmerksamkeit wieder zur Schädeldecke und lassen geistig aus Ihrem Scheitel ein weiteres feines, seidiges, transparentes Tuch herauswachsen.

Stellen Sie sich jetzt Ihr Kind vor und hüllen Sie es in dieses Tuch ein, dass auch Ihr Kind Schutz, Trost und Geborgenheit erfährt. Wenn Sie mehrere Kinder haben, so schenken Sie all Ihren Kindern mit dieser geistigen Geste Schutz, Trost und Geborgenheit. Wenn Sie keine Kinder haben, so stellen Sie sich irgendein Kind vor, dem Sie Schutz, Trost und Geborgenheit schenken können.

4. Schenken Sie Ihren Liebsten (Ihrem/r Partner/in, Ihren Freunden) Schutz, Trost und Geborgenheit, indem Sie sie wie zuvor sich selbst, Ihre Eltern und Ihre Kinder beschenkt haben.

5. Schenken Sie einem Menschen, mit dem Sie gerade Schwierigkeiten haben, Schutz, Trost und Geborgenheit mit dieser geistigen Tuchgeste.

6. Schenken Sie irgendeinem Menschen, zu dem Sie eine neutrale Beziehung haben, Schutz, Trost und Geborgenheit.

7. Schenken Sie allen Menschen in diesem Raum und im weiteren allen Menschen in diesem Gebäude Schutz, Trost und Geborgenheit.

8. Richten Sie schließlich Ihr Geschenk des Schutzes, des Trostes und der Geborgenheit auf alle Lebewesen dieser Erde an Land, im Wasser, in der Luft, sichtbare und unsichtbare, indem Sie in

Ihrer Vorstellung den ganzen Erdball mit einem sehr feinen, sei-
digen und transparenten Tuch bedecken.

LOKHA SAMASTHA
SUKHINO BHAVANTU

„Mögen alle Lebewesen
glücklich und frei sein!"

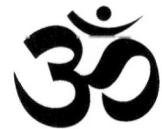

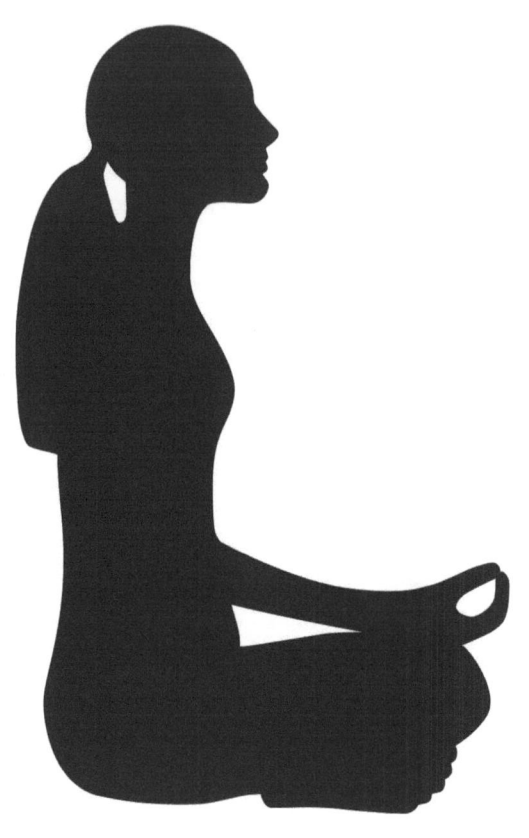

Kapitel III
MEDITATIONSKULTUR

Wortbedeutung Meditation

Das Wort Meditation geht zurück auf das lateinische *meditatio*, abgeleitet von dem Verb *meditari*, was so viel heißt wie „nachdenken, überlegen, reflektieren", verwandt mit *mediri* (lat.) „heilen".[52]

Aus der christlichen Tradition ist ab dem 12. Jh. die Übung *meditatio* überliefert. Darunter verstand man das Reflektieren über einen ausgewählten Bibeltext.[53]

Der *meditatio* ging im 4. Jh. die *ruminatio,* (lat.) „Wiederkäuen", der Wüstenväter voraus. Dabei handelte es sich um eine Gebetsform, in welcher der Name *Jesus Christus* oftmalig und für längere Zeit wiederholt wurde, „wie das Kamel seine Nahrung immer wieder und lange Zeit kaut", um letztlich eine Christus-Erfahrung im Innern herbeizuführen.[54]

Im 17. Jh. beginnt man die Reflexion für den spirituellen Weg als eher hinderlich zu beurteilen. In der Bewegung des Quietismus (*quietus* „ruhig") kommt das „Gebet der Ruhe", die *Kontemplation* auf. Leider gilt es bald als ketzerisch und fällt der Inquisition zum Opfer.[55]

Erst zu Beginn des 20. Jahrhunderts, als in den USA die Bewegung des *New Mysticism* aufbricht, gewinnt der Begriff Meditation die Bedeutung, die man heute üblicherweise damit verbin-

---

[52] vgl. Wikipedia: „Meditation"
[53] vgl. Wolz-Gottwald, Eckard in: Yoga aktuell Nr. 72, Ausg. 1/2012, S. 109
[54] ebenda
[55] ebenda

det: „Die Bewegung der neuen Mystik übernahm das asiatische Verständnis von Meditation als einer Übung des Loslassens von allem Reflektieren und Denken."[56]

---

[56] ebenda

Ich und Spirituelles Selbst

Ich denke, also bin ich

Meditation ist der Prozess, die Gewohnheit des Denkens zugunsten des gegenwärtigen Erkennens und Erlebens aufzugeben. Es geht nicht darum, das Denken zu unterdrücken oder Mühe aufzuwenden, nicht zu denken. Wir bemühen uns lediglich um Konzentration. Der diskursive Verstand kommt in dem Moment zur Ruhe, in dem wir ganz eins sind mit dem Erleben.

Da es keinen Schalter gibt, mit dem wir den „Denkapparat" ausstellen könnten, besteht ein Großteil der Übung darin, den Verstand zunächst einmal dafür einzusetzen, die Aktivität des Denkens zu erkennen, Denkinhalte oder andere „geistige Gebilde" zu identifizieren und zu ordnen. Oder wir üben uns darin, unseren Geist auf ein Thema zu fokussieren, um so Sitzung um Sitzung Gedanken und andere Erscheinungen weniger werden zu lassen und zur Ruhe zu kommen.

Die buddhistische Nonne Ayya Khema erklärt, warum es so schwierig ist, während der Meditation mit dem Denken aufzuhören: „Unsere Gedanken sind überbeschäftigt mit der Suche nach Bestätigung der *Ich*-Illusion, denn nur wenn wir denken, können wir das *Ich* bestätigen."[57] Denken hat die Funktion, das „Ich" *(aham)* zu stützen. „In wirklicher Konzentration", so Ayya Khema, „ist das Ego ausgeschaltet. Sobald ich denke, weiß ich, dass ich bin."[58]

---

[57] Ayya Khema: Meditation ohne Geheimnis", dtv 1999, S. 92 f. Ayya Khema bezeichnet das *Ich* als „Wahnidee"
[58] ebenda, S. 23

Der berühmte erste Grundsatz des Philosophen René Descartes *ego cogito, ergo sum* (lat.) „Ich denke, also bin ich.", den er 1641 in seinem Werk *Meditationen über die Grundlagen der Philosophie*[59] formuliert, erhält - so gesehen - seine Berechtigung.

Auch wenn Descartes die Anwesenheit eines „höchst verschlagenen Betrügers" einräumt, der Sinne und Wahrnehmung womöglich „täuscht", bekräftigt er seine Feststellung: „Er täusche mich, so viel er kann, niemals wird er jedoch fertigbringen, daß ich nichts bin, so lange ich denke, daß ich etwas sei."[60] Und Descartes weiß, dass nicht nur unsere Sinne, sondern „wie sehr" auch unser Denken „zu Irrtümern neigt"[61] und ahnt:

„Doch vielleicht bin ich etwas mehr, als ich selbst weiß, und sind alle die Vollkommenheiten, die ich Gott zuschreibe, als Möglichkeiten irgendwie in mir angelegt,..."[62] – verwirft diese Idee aber weiter hinten wieder.[63]

Das Spirituelle Selbst

Aus yogischer Sicht beginnt die Erkenntnis des wahren Seins hinter dem Schleier der Gedanken, jenseits von Ich und diskursivem Verstand. Die Yogapsychologie differenziert auf feinstofflicher Ebene drei Organe des Intellekts, die miteinander wirken: *buddhi*, das Organ der Unterscheidungskraft und Sitz der Vernunft,

---

[59] 1641 hat der Begriff *Meditation* noch die Bedeutung von Reflexion
[60] Descartes, René „Meditationen über die Grundlagen der Philosophie", Felix Meiner Verlag 1959, S. 43
[61] ebenda, S. 57
[62] ebenda, S. 85
[63] ebenda, S. 87

ahamkara (wrtl. „Ich-Macher"), das persönliche, begrenzte „Ich" und *manas*, das Denkorgan. Der nichtstoffliche *purusha* gilt als der eigentliche, wahre (wrtl.) „Mensch".[64]

Im upanishad'schen Modell der fünf Hüllen *(pancha kosha)* ist der Wesenskern des Menschen *atman* ebenfalls auf einer nicht-stofflichen Ebene lokalisiert. Er verbirgt sich hinter einer Grob-stoff- und vier Feinstoff-Hüllen, nämlich: *annamaya kosha*, dem „aus Nahrung bestehenden Leib", *pranamaya kosha*, dem „aus Energie bestehenden Leib", *manomaya* kosha, der „Mentalhül-le", *vijnanamaya kosha*, der „Intelligenzhülle" und *anandamaya kosha*, dem „aus großer Freude bestehenden Leib".

Terminologisch behelfen wir uns im deutschsprachigen Raum seit Carl Gustav Jung mit der Unterscheidung von *Ich* (Ego) und *Selbst*. Ziel der Yogameditation ist es, die Vorstellung eines *Ichs* loszulassen und zu überwinden, um das *Spirituelle Selbst* zu er-kennen.

Im vierten Kapitel der *Hathapradipika* beschäftigen sich die Ver-se 57 bis 62 mit der Notwendigkeit, das diskursive Denken fallen zu lassen, um die Einheit mit dem wahren Sein erfahren zu kön-nen: „Denke nicht an Äußeres, denke nicht an Inneres. Gib alles Denken auf, und denke an nichts mehr... Überwinde die Gedan-ken, und suche die Ruhe dort, wo sich nichts mehr verändert: Dort, o Rama, herrscht Friede. ... Ist der Geist vom Denken be-freit, empfindet er nur noch Einheit." (HYP, IV. 57 - 62)[65]

---

[64] Wieland, Helmtrud: Das Spektrum des Yoga. Seine weltanschaulichen Grundlagen und Entwicklungen, Hinder + Deelmann 1992, S. 189
[65] Weiß, Hartmut: Quellen des Yoga – Übersetzung und Kommentierung klas-sischer Sanskrit-Texte zur Körper- und Geistesschulung, Selbstverlag 1995, S. 136 f.

Ich liebe, also bin ich

Es ist eher die positive innere *yogische* Haltung mit den Qualitä-ten Hingabe und Liebe *(bhakti),* Mitgefühl *(karuna),* liebende Güte, Freundlichkeit *(maitri),* innere Heiterkeit, Begeisterungsfä-higkeit *(mudita)* und Gleichmut, Geduld *(upeksha),* die aus Geis-tesstille und Gegenwärtigkeit resultiert und eine solche fördert. (PYS, I. 33)

So sollte es eher heißen: *ego amo, ergo sum* (lat.) „Ich liebe, also bin ich"[66], denn einem liebenden, heilen *Ich* offenbart sich das *Spirituelle Selbst.*

---

[66] So lautet ein Buchtitel von Christine Kessler, Heyne 2005

Ashtanga Yoga nach Patanjali

Der *ashtanga yoga (ashta* = „acht"; *anga* = „Glied") besteht aus fünf „äußeren" *(bahiranga)* und drei „inneren" Gliedern *(antaranga)*.

Im *Yogasutra* gelten *asana* und *pranayama* (Körper- und Atemarbeit) zusammen mit *pratyahara* (Rückzug der Sinne) als „yogischer Übungsweg" *(sadhana pada)*, der *(sadh =)* „geradlinig und diszipliniert auf ein Ziel zugeht", weil er über physische Abläufe das psychisch-mentale Geschehen erreicht und positiv beeinflusst.

Dieser Zugang zu Bereichen der Psyche mittels Asana- und Pranayama-Praxis erklärt sich zum einen aus der Wechselwirkung zwischen Atemqualität und Psyche, zum anderen (wenn auch ca. ein Jahrtausend später) aus der Hathayoga-Feinstoffphysiologie mit ihren komplexen Funktionen.

Yogapraxis läutert Körper und Geist und verfeinert die Sinne, was zu einer subtilen Wahrnehmung führt: „Die Erkenntnis des Innern verändert wesentlich die Wahrnehmung des Äußeren: Klang, Berührung, Form, Geschmack und Geruch werden in ihrer Reinheit gefühlt." (PYS III.36)[67]

---

[67] Sriram, R.: Patanjali. Das Yogasutra, Theseus 2006, S. 195

PATANJALI – ASHTANGA YOGA

Der achtgliedrige Yoga

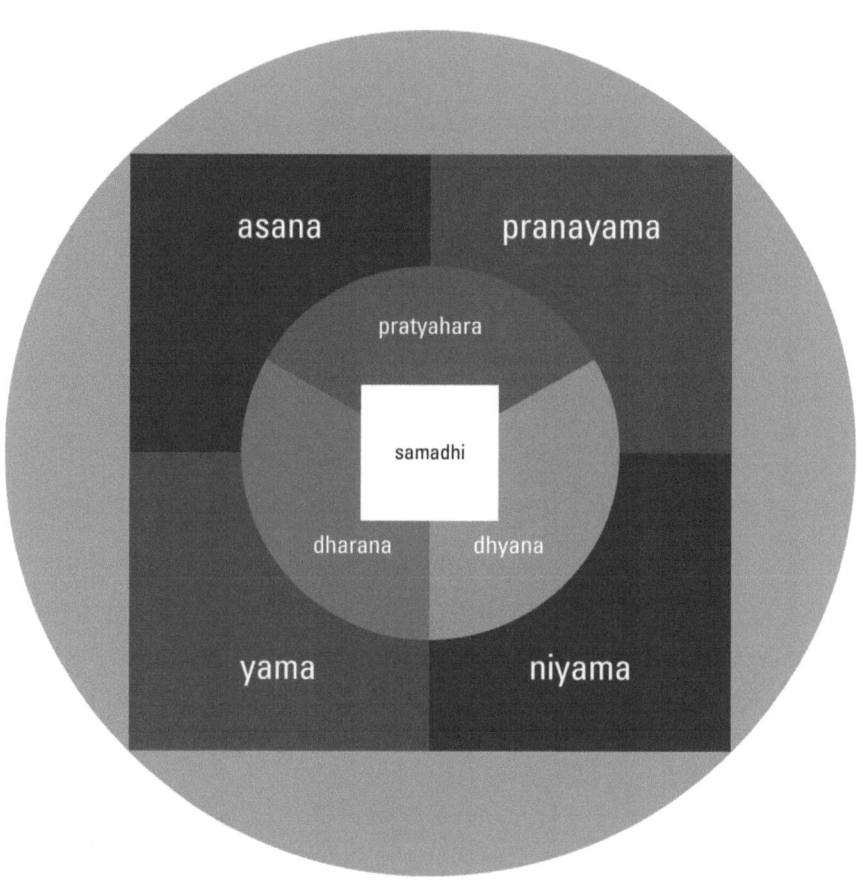

Die „inneren Glieder" des Ashtanga Yoga unterscheiden drei nacheinander entstehende Meditationsphasen in einem Prozess: *dharana*, *dhyana* und *samadhi*. Zusammen bilden sie den „inneren Yogaweg", den *samyama*.

Innerhalb des persönlich möglichen Übungskontinuums sollten Asana-, Pranayama- und Meditationspraxis als sich miteinander entwickelnde und gegenseitig unterstützende Maßnahmen aufgefasst werden, deren Prinzipien Einzug in den Alltag finden. Es lohnt sich, hierzu auch die ethischen Richtlinien *yama* und *niyama* zurate zu ziehen, die mit zu den „äußeren Gliedern" gehören (s. Grafik).

Der Zustand von Ruhe und Konzentration, die uns befähigt klarzusehen, ist das eigentliche Ziel des Yoga, deshalb isolieren wir die Meditationspraxis auch nicht aus dem Hathayoga-System:

„Vollendung im *samyama* verlangt den *sadhana*; umgekehrt gilt das Gleiche, deshalb ist beides zu üben!" empfiehlt Svatmarama in der *Hathapradipika* (HYP, II.76).
Ohne Meditationspraxis macht der Hathayoga nicht den eigentlichen Sinn.

Die klassische Yogadefinition

Um das Ruhig-und-gelassen-werden drehen sich alle Bestandteile des yogischen Übungsweges, es ist Ziel und Resultat desselben:

yoga chitta vritti nirodha (PYS I.2)

Chitta bezeichnet unseren ständig aktiven Wahrnehmungs- und Denkorganismus, welcher Sinne, Intellekt und Psyche umfasst. *Vritti* beschreibt die Aktivität oder die Bewegung, in die *chitta* involviert ist. Patanjali erläutert fünf Arten solcher Aktivitäten (PYS I.6):

- *pramana* = Erkenntnismittel (Sinneswahrnehmung)

- *viparyaya* = Missverständnis, Irrtum (Denkfehler), Voreingenommenheit

- *vikalpa* = Vorstellungskraft (Phantasien, Ideen, Einbildungen, Konzepte)

- *nidra* = Tiefschlaf

- *smriti* = Gedächtnis, Erinnerungsfähigkeit

Die *chittavritti* können zur Ursache für Leid werden, wenn sie uns über die Wirklichkeit täuschen.

In „Raja-Yoga", einem Kommentar von Swami Vivekananda zum *Yogasutra,* vergleicht er *chitta* mit einem See, und die *vritti* mit den Wellen an der Oberfläche. Das „bewegte" Wasser ist getrübt oder „schlammig". Erst wenn die Wellen sich glätten und der See klar und durchsichtig ist, kann der Grund erkannt werden.[68]

Erst, wenn die mentalen Aktivitäten zur Ruhe gekommen sind *(nirodha)*, scheint reines Bewusstsein *(purusha)* als „wahres Selbst" hindurch.

Der Übungsweg desillusioniert im positiven Sinn: Er befreit aus falschen Identifizierungen und führt zu unterscheidender Erkenntnis *(viveka)* hinsichtlich Stoffprinzip *(prakriti)* und Geistprinzip *(purusha)*. Seine Methoden heißen „entschlossenes Üben" *(abhyasa)* und „Loslassen, Nichtanhaften" *(vairagya)*. (PYS I.12)

Hierzu bemerkt Sriram: „Die subtilste Wirkung von *Samyamas* besteht darin, dass die Unterscheidungsfähigkeit des Übenden geschärft wird und die Schleier, die seinen *Drashta* („Seher") verhüllen, aufgelöst werden. Wenn diese aus Verwechslung *(Avidya)* bestehenden Schleier, die vom *Chitta* gesponnen wurden, sich zurückbilden, dann glänzt auch dieses *Chitta* und ähnelt dadurch immer mehr dem *Drashta*. Dann ist keine Verwechslung mehr möglich, die Erkenntnisse werden klar und die Wahrnehmung des eigenen sehenden Selbst wird Realität."[69]

---

[68] Swami Vivekananda: Raja-Yoga, Bauer 1988, S 122
[69] Sriram, R.: Patanjali. Das Yogasutra. Von der Erkenntnis zur Befreiung, Theseus 2006, S. 159

Samyama – Der innere Yogaweg

Nach Patanjali beschreitet der Yogin den *samyama* in drei nacheinander entstehenden Meditationsphasen, nämlich: *dharana*
„Konzentration", *dhyana* „Verbindung, Einheit" und *samadhi*
„vollkommene Erkenntnis und Einswerdung".

Dharana, dhyana und *samadhi*

sind also die drei yogischen Begriffe

für die allgemein als *Meditation*

bezeichnete spirituelle Praxis.

Diese Begriffe meinen drei nicht ganz klar voneinander abgrenz-
bare Bewusstseinszustände, welche der Yogin durchs Stillsitzen
herbeizuführen wünscht und mit seiner Asana- und Pranayama-
Praxis längerfristig vorbereitet.

Dharana wird mit „Konzentration" oder „Sammlung" übersetzt
und ist ein geistig fokussierter Zustand, nachdem man die Moto-
rik zur Ruhe gebracht und die Sinne von der äußeren Welt abge-
zogen hat *(pratyahara).* Es ist die Ausrichtung des Geistes in eine
Richtung. Man fixiert den Geist an ein Objekt. Das Wort geht
zurück auf das Sanskritverb *dhr* „halten" und meint das Halten
des einmal hergestellten Kontakts zum Objekt der Betrachtung.

Während *dharana* der Kontakt ist, ist **dhyana** die Verbindung mit dem Betrachtungsobjekt.[70] In *dhyana* geht der Geist in der Betrachtung des Objekts auf, weil die Aufmerksamkeit einzig und beständig dorthin fließt. Die Verbindung lässt sich nicht mehr stören. Dieser Abstand zur äußeren Welt gewährt Einblick in tiefere Schichten des Selbst.

In **samadhi** wird die Verbindung so tief, dass Geist und Meditationsgegenstand vollständig miteinander verschmelzen. Das Wort leitet sich ab von *sam-a-dha* „die ganze Aufmerksamkeit auf etwas richten".[71] *Samadhi* ist ein überbewusster Zustand, in welchem das Höhere Selbst (*purusha*) realisiert wird. Es ist ein Ruhen im reinen Bewusstsein. Die relative Welt löst sich auf, das Ego „stirbt", man gibt sich vollkommen hin.

Es werden zwei Stufen des *samadhi* unterschieden: erstens *sabija* „mit Keim", zweitens *nirbija* „ohne Keim". Auf der ersten Stufe ist der Geist des Meditierenden zwar eins mit dem Objekt, aber es existiert noch ein „Keim" des Bewusstseins eines Objekts. Hier hat der Yogin bereits eine intensive Ahnung dessen, was Erleuchtung ist.

Auf der zweiten *samadhi*-Stufe wird die Vorstellung eines Objekts in vollkommener Identifikation mit dem Höchsten Selbst restlos gelöscht.[72] Dies kommt einer vollkommenen Erkenntnis und Befreiung gleich:

---

[70] vgl. Desikachar, T.K.V.: Yoga. Tradition und Erfahrung. Die Praxis des Yoga nach dem Yoga Sutra des Patanjali, Via Nova 1997, S. 180
[71] Huchzermeyer, Wilfried. : „Das Yoga-Wörterbuch", Edition Sawitri 2006, S. 163
[72] ebenda

„Durch ihre kontinuierliche Ausrichtung verlieren Gefühle und Gedanken weitestgehend ihren Einfluss, so dass alte, tief einge-prägte Erfahrungen die Wahrnehmung nicht mehr beeinflussen. Große innere Stille begleitet die tiefe Erkenntnis und die Erfah-rung der Einheit."[73]

---

[73] Sriram, R.: Patanjali – Das Yogasutra. Von der Erkenntnis zur Befreiung. Einführung, Übersetzung und Erläuterung von R. Sriram, Theseus 2006, S. 48

Purusha, Atman und Nirvana

Patanjali und Buddha

Der Buddha lebte ca. 560 – 480 und hat im *Pali-Kanon* zahlreiche Meditationstechniken niedergelegt. Patanjali hat sein *Yogasutra,* soviel man weiß, frühestens ca. 200 v. Chr. verfasst und die Yogatradition in 195 Sutras zusammengeschnürt, und zwar auf Grundlage der Samkhya-Philosophie.

In buddhistischen Traditionen unterscheidet man zwei Richtungen der Meditation: Erstens Ruhe und Sammlung, *samatha* (pali), zweitens Einsicht oder Klarsicht, *vipassana* (pali).[74] Ruhe und Einsicht bedingen sich hier gegenseitig. Laut Patanjali führt ebenfalls Ruhe zu Erkenntnis und Klarheit zu Ruhe *(chitta vritti nirodha = samadhi).*

Die buddhistische Terminologie konnte sich von der yogischen fortentwickeln, weil der Buddha „die acht Stufen der meditativen Vertiefungen", die bereits im Rigveda 1500 / 1000 v. Chr. genannt und in Indien schon praktiziert wurden, „weiterentwickelt, ausgefeilt und reformiert" hat.[75]

Samkhya und Buddhismus gelten als atheistisch. Bei Buddha ist zudem keine Rede von *purusha*, der innersten, unveränderlichen Instanz eines sehenden Prinzips *(drashta)*, das es durch Übung zu entschleiern gilt.

---

[74] vgl Ayya Khema: Meditation ohne Geheimnis. dtv 1999, S. 13
[75] ebenda, S. 98

Buddha nennt das restlose Erlöschen von Gier, Hass und Verblendung *nirvana*, wörtl. „Erlöschen". *Nirvana* bedeutet die Aufhebung aller Konzepte, also auch das Freisein von der Vorstellung eines Spirituellen Selbst.

Shivashakti-Prinzip

Der körperbezogene Hathayoga hat sich erst allmählich im ca. 500 n. Chr. aufkommenden Klima des *Tantra* in Nordindien entwickelt und verbreitet (Kaula-Tradition). Der erste (verschollene) Hatha-Text von Goraknath soll aus dem 10. Jh. stammen.[76]

„Zu einer der größten Errungenschaften des Yoga gehört wohl die Entdeckung der Bedeutung unseres Körpers für den spirituellen Weg. Aus einer den Körper und seine Energien grundsätzlich bejahenden Grundhaltung heraus entstand die asana-Praxis als Einstiegsübung des Hatha-Yoga."[77]

In der tantrischen Weltanschauung verbinden sich die Prinzipien von Materie und Geist in der Lehre der Polarität, dem Shivashakti-Prinzip. Shakti symbolisiert das aktive, schöpferische Prinzip, welches alles Stoffliche hervorbringt, während Shiva für reines, ruhendes Bewusstsein steht. Als göttliche Aspekte sind beide sinnbildlich im menschlichen Körper lokalisiert: Shakti im Wurzelchakra am unteren Ende der Wirbelsäule und Shiva im Kronenchakra oberhalb des Scheitels.

---

[76] Trökes, Anna: Yogameditation. Ein Handbuch. Theseus 2004, S. 115
[77] Wolz-Gottwald, Eckard in: ebenda, S. 7

Allerdings schlummert die Shakti dort sinnbildlich in Form einer zusammengerollten Schlange *(kundalini)* und verschließt den Zugang zum einzigen Kanal *(sushumna)*, der ihr den energetischen Aufstieg zu Shiva gewähren könnte. Sie muss erweckt werden, um sich nicht länger selbst im Weg zu liegen.

Das Unbewusste – Kraft- und Störquelle

Offenkundig versinnbildlicht die *kundalini* jenen Bereich unserer Psyche, der dem Bewusstsein nicht direkt zugänglich ist und sich unserer Kontrolle entzieht. Es „schlummert" in der Tiefe unseres Körpers und beeinflusst dennoch unser Fühlen, Denken und Handeln. Die Bewusstmachung unbewusster Vorgänge ist eine wesentliche Voraussetzung für einen grundlegenden Veränderungs- und Transformationsprozess.

Bei Patanjali ist das Unterbewusstsein ebenfalls großes Thema, wenn von *vasana*, *samskara* und *klesha* die Rede ist.

Vasana sind „subtile Triebe". Sie sind wirksam, obwohl sie aus Handlungen entstanden sind, die einem anderen Kontext, einem anderen Ort und einer anderen Zeit angehören. (PYS IV.9)

Samskara bezeichnet „tief eingeprägte Erfahrungen" (PYS I.18) und „Spuren alter Wahrnehmungen" (PYS III.18), die unser Tun noch immer beeinflussen.

Patanjali nennt des Weiteren fünf „störende Kräfte", *klesha*, welche entweder aktiv oder inaktiv sein können, nämlich *avidya*

„Nichtwissen, Verwechslung"; *asmita* „Selbstbezogenheit"; *raga* „blinde Zuneigung, Gier"; *dvesha* „blinde Abneigung" und *abhinivesha* „die unbegründete Angst". (PYS II.3)

„Sich täuschen, die Dinge selbstbezogen sehen, zwanghaft von etwas angezogen sein oder eine Abneigung gegen etwas hegen und sich grundlos ängstigen – das sind tief sitzende störende Neigungen.", erläutert Sriram. Und der Einfluss der *klesha* zeige sich „in der Qualität und Wirkung des Handelns sowie darin, wie lange man sich hinterher noch zwanghaft damit auseinandersetzt." (PYS II.13) [78]

In dem Zusammenhang spricht die Buddha-Lehre von einem „Speicherbewusstsein" und den *bijas* („Samen"), die darin verborgen liegen - jederzeit bereit, als „geistige Gebilde" an der Oberfläche aufzutauchen.

Thich Nhat Hanh verdeutlicht diesen Vorgang anschaulich: „Es gibt Zeiten, in denen wir zum Beispiel nicht zornig sind. Wir lachen und fühlen uns wohl. Wir sind deshalb nicht verärgert, weil der Same des Zorns tief auf dem Grund unseres Bewusstseins verborgen ruht. Trotzdem ist der Same des Ärgers ständig vorhanden. Sobald jemand etwas sagt, was uns provoziert, berührt er oder sie den Samen des Ärgers in unserem Speicherbewusstsein, und dieser wird in der oberen Schicht unseres Bewusstseins manifest. Die brennende Energie des Zorns drängt uns dann dazu, destruktive Dinge zu tun oder zu sagen." [79]

---

[78] Sriram, R. : Patanjali – Das Yogasutra, Theseus 2006, S. 97, 107
[79] Thich Nhat Hanh: Die Kunst des glücklichen Lebens, Theseus 2001, S. 50f.

Herzenergie

Der Samkhya-Begriff *purusha* ist als eine yogische Chiffre für das Potenzial reinen Bewusstseins in uns zu verstehen. Dieses Potenzial wird im Advaita-Vedanta mit *atman* bezeichnet und nimmt später im Hathayoga mittels Shivashakti-Prinzip tantrische Symbolik an.

Signifikant ist, dass alle genannten Philosophien die Auffassung teilen, die verborgene Quelle des spirituellen Wissens offenbare sich mit gleichzeitiger Entfaltung der Herzensqualitäten.

Ich wiederhole hier gebetsmühlenartig — auch für mich selbst — welches die heilsamen, fördernden und integrativen Kräfte auf dem spirituellen Weg sind, nämlich Hingabe und Liebe *bhakti,* Mitgefühl *karuna,* liebende Güte, Freundlichkeit von Herzen *maitri,* innere Heiterkeit, Begeisterungsfähigkeit *mudita* und Gleichmut, Geduld *upeksha.* Diese sind Inbegriff einer yogischen resp. buddhistischen inneren Haltung.

Entsprechend wird in den Quellentexten unser Herz zur Wohnstätte des wahren Selbst: „Feiner als das Feinste, größer als das Größte, wohnt dieser *atman* im Verborgenen des Herzens aller Wesen." *(katha upanishad* II. 20)[80] Und: „Das große Haus des *purusha* ist das Herz."[81]

Im Hathayoga geht es um die Zusammenführung polarer Energien. Bestimmte Asanas und Pranayamas weiten gezielt unseren Herzraum, damit sich hier die Energiekanäle *ida-* und *pingala*

---

[80] vgl. Bäumer, Bettina: Upanishaden — Befreiung zum Sein, Heyne 1994, S. 214

[81] Walter, Hermann: Kommentar zur HYP, S. 13 in: Hatha-Yoga-Pradipika — Die Leuchte des Hatha-Yoga, übersetzt 1891/93, Phänomen-Verlag 2009

nadi harmonisieren. Ist die Energie in diesen Kanälen im Fluss, können sie vereint wirken und das Herzchakra öffnen, welches mit den Qualitäten Liebe und Empathievermögen aufs Engste verbunden ist.

Uralte und doch zeitlose Einsichten in grundlegende Funktionen unserer Psyche und das Wissen um die Liebesfähigkeit, die sich hinter der *persona* eines jeden Menschen verbirgt, machen Yoga und buddhistische Meditation als Übungswege so attraktiv. Ihre Methoden helfen uns nicht nur, unsere Konditionierungen zu erkennen, sondern auch, uns aus ihnen zu lösen. Es wäre schade, würde man den ganzheitlichen Übungsweg Yoga auf *asana* reduzieren.

Schlusswort

Meditationskultur entwickelt sich in Indien seit über drei Jahrtausenden und wird, auch mit der Ausbreitung des Buddhismus in weiten Teilen der Erde, in vielen Varianten gelebt mit der sehr hoffnungsvollen Aussicht auf Integration, Liebe und Glück.

Ich hoffe, mein Buch macht Ihnen den Einstieg ins Meditieren leicht oder trägt dazu bei, Ihre Praxis zu vertiefen.

Da ich keine Sanskritkundige Schriftgelehrte bin, muss ich mich auf Sanskrit-Wörterbücher und diverse Übersetzungen verlassen, wenn es um yogische Begriffe und Quellentexte geht. Wer hier Ungereimtheiten entdecken sollte, verzeihe sie mir oder gebe mir Feedback.

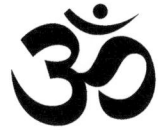

GLOSSAR

A

abhinivesha (m)	„die unbegründete Angst" (Sriram); „Anklammern ans Leben aus Angst vor dem Tod" (Huchzermeyer)
abhyasa (m)	entschlossenes Üben; beständige, regelmäßige Praxis
adhara (m)	Stütze, Halter
advaita (n)	„Nicht-Zweiheit", Einheit
advaita vedanta (m)	Vedanta-Lehre der Nicht-Zweiheit: *atman = brahman*
agni (m)	Feuer
ahamkara (m)	„Ich-Macher"; das persönliche, begrenzte "Ich-Bewusstsein"
ahara (m)	Nahrung
ajna chakra (n)	Stirnchakra; "Befehlsgewalt, Weisung"
anahata chakra (n)	Herzchakra; "der nicht angeschlagene Ton"
ananda (m/n)	Glückseligkeit; Aufhebung des Ich-Bewusstseins
anandamaya kosha (m)	Glückseligkeitshülle
anga (n)	Glied
anjali (m)	Handfläche
anjali mudra (f)	Geste aneinander gelegter Handflächen; Gruß- und Dankesgeste
annamaya kosha (m)	physischer Körper; "aus Nahrung bestehender Leib"
antaranga (n)	"inneres Glied" (der acht Glieder des Yogapfads nach Patanjali)
anumana (n)	das Erkennen mit dem Intellekt; logische Schlussfolgerung

anusvara (m)	Nachklang des *OM*, der die anschließende Stille als feine Schwingung durchdringt
apps	"applications" = Anwendungsprogramme für Smartphones
ardha	halb
asana (n)	Yogahaltung, Körperhaltung des Hathayoga
ashta	acht
ashtanga	achtgliedrig
asmita (f)	„Ich-heit"; Selbstbezogenheit
atman (m)	"göttliche Natur des Menschen", "Spirituelles Selbst", "Einzelseele"
avidya (f)	"Nichtwissen"; falsches, verkehrtes Wissen; Verwechslung
avyakta (n)	unentfalteter Zustand der *prakriti*
ayama	ausdehnen, verlängern, lenken, kontrollieren

B

bahiranga (n)	"äußeres Glied" (der acht Glieder des Yogapfades nach Patanjali)
bahya kumbhaka (m/n)	Atemleere, "äußeres" Atemanhalten nach der Ausatmung
bandha (m)	Verschluss, Bindung, Kontraktion
bhakti (f)	Liebe, Hingabe
Bhakti Yoga (m)	Yoga der Liebe und Hingabe (einer der vier großen Yogawege)
bhati (f)	Glanz, Licht, Leuchten, Strahlen
bija (n)	Keim, Samen
bija mantra (m/n)	Keimsilbe

bindu (m)	Punkt, Tropfen, Essenz
Brahma (m)	Hindugottheit, Schöpfergott
brahman (n)	das Absolute, "Gott ohne Form", "Welt-Seele"
buddhi (f)	Intelligenz; Organ der Unterscheidungsfähig-keit, Sitz der Vernunft

C

chakra (n)	"Rad, Wirbel"; Energiezentrum; *prana-*Verdichtungsstufe
chandra (m)	Mond
chitta (n)	Wahrnehmungs- u. Denkorganismus, umfasst Intellekt, Sinne, Psyche

D

dharana (f)	Konzentration (erste von drei Meditations-phasen des *samyama)*
dhr	halten
dhyana (n)	Verbindung, Einheit (zweite von drei Medita-tionsphasen des *samyama)*
devanagari (f)	"Schrift aus der Stadt der Götter"; Sanskrit
diksha (f)	Weihe, Einweihung
dirgha	lang, verlängert
drashta (m)	"Seher, Zeuge", „das sehende Selbst"; Be-zeichnung für *purusha*
duhkha (n)	Leid, Schmerz, Sorge
dvesha (m)	Abneigung, Abstoßung, Aversion

E

ego (lat.)	das persönliche, begrenzte "Ich"
eka	eins
ekagrata (f)	"Einpünktigkeit"; die Konzentration auf einen Punkt

G

Ganesha (m)	Hindugottheit in Elefantengestalt
granthi (m)	"Knoten"; Blockade, Hindernis
guna (m)	Grundeigenschaft, Qualität
guru	Meister, spiritueller Lehrer

H

ha	(symbolisch) "Sonne" für *prana vayu*, den "Sonnenatem"
HAM	Keimsilbe, die das Kehlchakra „anspricht"
Hathapradipika (f)	"Leuchte des Hathayoga"; HY-Schrift (1350 / 1550 n. Chr.) v. Svatmarama
HYP	Hatha-(Yoga)-Pradipika

I

ida	erfrischend, kühlend
ida nadi (f)	"die Erfrischende"; feinstofflicher Energiekanal, der beruhigende, kühlende Energie transportiert

ishta (f)	Gottheit
ishta-mantra (m/n)	"Gottheiten-Mantra"

J

jalandhara bandha (m)	Kehl- oder Kinnverschluss, der das Netz der Nadis *(jala)* abdichtet, stützt *(dhara)*
jnana (n)	Erkenntnis, Wissen
jnana mudra (f)	Geste der Erkenntnis

K

kapala (n)	Kopf, Schädel, auch "Gehirn"
kapalabhati (f)	"Kopfglanz", *(bhati* = Glanz); Reinigungstechnik *(kriya),* welche die Kopfhöhlen reinigt
karma (n)	"Tat, Handlung"; Gesetz von Ursache und Wirkung
karuna	Mitgefühl
kevala	ganz, vollständig, absolut rein
kevala kumbhaka (m/n)	während der Meditation spontan eintretender natürlicher Stillstand des Atems
kosha (m)	"Hülle", Gefäß, Leib, Bewusstseinsträger
kriya (f)	"Handlung, Ritus"; hier: Reinigungstechnik des Hathayoga
kumbhaka (m/n)	Atemanhalten, Atemverhaltung
kundala	zusammengerollt
kundalini (f)	schlummernde, "zusammengerollte Schlangenkraft"

L

LAM	Keimsilbe, die das Wurzelchakra „anspricht"
laya (m)	"Auflösung, Verschwinden, Vernichtung" (des Relativen); Stille
lingam	Zeichen; hier: Phallus, Symbol für Shiva

M

maha	groß
maitri (f)	liebende Güte
makara (m)	Delphin
mandala (n)	Kreis, Diagramm mit figürlichem Inhalt
manipura chakra (n)	Nabelchakra; "Stadt der Juwelen"
man	denken
manas (n)	"Denkorgan"
mantra (m/n)	heilige Silbe, kraftgeladener Begriff; "jenes, was das Denken übersteigt"
manomaya kosha (m)	Mentalhülle; "die aus Denken, Fühlen, Wünschen bestehende Hülle"
maya	bestehend aus
maya (f)	Schleier der Illusion; Täuschung
mediri (lat.)	heilen
meditari (lat.)	überlegen, nachdenken, reflektieren
meditatio (lat.)	das Reflektieren über einen ausgewählten Text
metta (pali)	liebende Güte
moksha (m)	Befreiung
mudita (f)	innere Heiterkeit, Begeisterungsfähigkeit

mudra (f)	Geste, Gebärde, Siegel
mukta	befreit
mula (n)	Wurzel
mula bandha (m)	Wurzelverschuss
muladhara chakra (n)	Wurzelchakra; "Wurzelstütze" *(adhara* = Stütze)

N

nada (m)	Laut, Klang
nam	sich verbeugen, anbeten, verehren
nama	Klang, Schwingung, Ursache, Wort, Name
namah, namas (n)	Verehrung, Ehre; Gruß (z. B. *ramaya namah* = Verehrung sei dem Rama)
namarupa (n)	Klang/Schwingung *(nama)* entsteht vor Form *(rupa)*
namaste	"Verehrung sei Dir!" *(namas-te),* indische/r Gruß, Danksagung
nidra (f)	Tiefschlaf
nir	ohne
nirbija	ohne Keim, ohne Samen
nirguna	ohne Eigenschaft; abstrakt
nirguna-mantra (m/n)	abstraktes Mantra, wie z. B. *OM* oder *SOHAM*
nirodha (m)	Ruhe, Stille, Stillstand, Stilllegung
nirvana (n)	"Erlöschen" (von Gier, Hass und Verblendung)

O

om (aum)	heilige Keimsilbe, die das Stirnchakra in Schwingung versetzt; Urklang

P

pada (n)	Fuß, Schritt; Stufe
padma (n)	Lotus
pancha	fünf
Patanjali	Autor bzw. Kompilator des Yogasutra (Entstehung 200 v. / n. Chr.); legendär fiel er *(pat =* fallen) auf die Handfläche *(anjali)* einer tugendhaften Frau namens Gonika
pingala	rotbraun, feurig
pingala nadi (f)	"die Feurige, die Rotbraune"; feinstofflicher Energiekanal, der anregende Energie transportiert
Plexus	Nervengeflecht
pramana (n)	direkte, unmittelbare (richtige) Wahrnehmung; Erkenntnismittel
prana (m)	Lebensenergie; auch: Atem
prakriti (f)	schöpferische Urnatur des Stofflichen; Prinzip der Materie
pranamaya kosha (m)	Atemhülle, "die aus Lebensenergie bestehende Hülle"
pranayama (m)	Atemkontrolle bzw. *prana*-Lenkung (*prana* = Lebensenergie, Atem; *ayama* = ausdehnen, verlängern, sammeln, lenken, kontrollieren)
pranavrittinirodha (m)	Atemstillstand
pratyahara (m)	Zurückziehen der Sinne von dem, was nährt *(ahara* = Nahrung)
puraka (m)	Einatmung; "das Hineinziehen in die Stadt"

purusha (m)	"Mensch, Mann"; ewig ruhendes zeitloses Bewusstsein; „Spirituelles Selbst"; Geistprinzip
PYS	Patanjalis Yogasutra

Q

quietus (lat.)	ruhig

R

raga (m)	Zuneigung, Anziehung, Attraktion
Raja (m)	König, Herrscher
Rajayoga (m)	"königlicher Yogaweg"; darunter versteht man den klassischen Ashtanga Yoga des Patanjali seit Swami Vivekananda seine Übersetzung des Yogasutra so bezeichnet hat
RAM	Keimsilbe, die das Nabelchakra „anspricht"
rechaka (m)	Ausatmung; "das Verteilen"
ruminatio (lat.)	"wiederkäuen"
rupa (m)	Form, äußere Gestalt, Bild

S

sa	mit
sabija	mit Keim, Samen
sadh	„geradlinig diszipliniert auf ein Ziel zugehend"

sadhana pada (f)	yogischer Übungsweg
saguna	mit Eigenschaft; gegenständlich
sadhaka (m), sadhika (f)	ein(e) nach spiritueller Selbstverwirklichung strebende(r) Yogin(i)
sahasrara chakra (n)	Scheitelchakra; "Rad der tausend Speichen"
sahasrara padma (n)	"Tausendblättriger Lotus"; Scheitelchakra
samadhi (m)	Einswerdung, Erleuchtung; dritter, höchster Meditationszustand des *samyama*
samatha (pali)	Sammlung, Ruhe
samhita (f)	Text- oder Themensammlung, Kompendium
samkalpa (m)	Entschluss, Absicht
samkhya (n)	"Aufzählung" (der 25 tattva = Grundprinzipien des "Seins", des Universums); dualistische Weltanschauung; eines der sechs großen philosophischen Systeme *(darshana)*
samyama (m)	"innerer Yogaweg" (= Meditation: *dharana, dhyana, samadhi)*
sanga (m)	spirituelle Gemeinschaft
sattva (n)	einer der drei *guna* (Grundeigenschaften der Natur): rein, lichtvoll, harmonisch
shaddarshana (n)	die sechs großen philosophischen Systeme Indiens
Shakti	Hindugottheit u. tantrische Gottheit; Gemahlin, Antipode von Shiva; weiblicher Aspekt göttlicher Energie
shanti (f)	Frieden

shat	sechs
shat chakra (n)	die sechs Energiezentren im menschlichen Körper
shat karma (n)	"sechs Handlungen", Reinigungstechniken im Hathayoga
shava (m/n)	Leichnam, Toter
shavasana (n)	Totenlage, Leichenhaltung (tiefenentspannende Yogahaltung)
Shiva	Hindugottheit "Zerstörer" u. tantrische Gottheit; Gemahl und Antipode von Shakti; männlicher Aspekt göttlicher Energie
Shri (f)	Ehrentitel für Heilige, Weise und Yogis; „Segen, Würde, Reichtum, Fülle"
shruti	"das, was gehört wird"
siddha	vollkommen, vollendet
smriti (f)	Erinnerung, Gedächtnis
sthira	fest, stabil, sicher
sukha	"süß"; angenehm, leicht, mühelos
sukhasana (n)	"süßer Sitz"; Schneidersitz
sukshma	fein, unangestrengt, regelmäßig
surya (m)	Sonne
sushumna	gnädig, hold, anmutig, liebenswürdig
sushumna nadi (f)	"die sehr Gnädige"; Energiekanal im Zentrum der Wirbelsäule, Hauptnadi
sutra (n)	"Faden, Leitfaden, Richtschnur"; Aphorismus, kurz und treffend formulierter Merksatz
svadisthana chakra (n)	Genitalchakra; "Stütze des Selbst"
svastika	glückbringend

T

tantra (n)	revolutionäre Epoche in Indien ab 500 n. Chr.
tattva (n)	"Das-heit", "Das-Sein"; kosmisches Element -> *samkhya*
tha	(symbolisch) "Mond" für *apana vayu*, den "Mondatem"
trataka (n)	Augenübung: eine der *shat karma* (sechs Reinigungsübungen) des Hathayoga

U

upanishad (f)	"nahe sitzen bei(m Guru)"; Unterweisung; altindische Textsammlungen ab ca. 600 v. Chr.
upeksha (f)	Gleichmut, Geduld

V

vairagya (n)	Loslassen, Nichtanhaften
vajra (n)	Donnerkeil, Blitz
vajrasana (n)	Donnerkeilsitz, Fersensitz
VAM	Keimsilbe, die das Genitalchakra „anspricht"
vayu (m)	"Wind", Luft; Manifestation von *prana*
veda (m)	Wissen; Veden (Textsammlung)
vedanta (m)	"Ende *(anta)* des Wissens *(veda)*" = "vollendetes Wissen" oder "endgültige Auslegung des Wissens"

vidya (f)	Wissen
vijnanamaya kosha (m)	Intelligenz- oder Erkenntnishülle
vikalpa (m)	Vorstellungskraft, Phantasie, Einbildung
viparyaya (m)	Irrtum, Missverständnis, Täuschung
vipassana (pali)	Einsicht, Klarsicht
vipashyana (sankrit)	Einsicht, Klarsicht
viveka (m)	unterscheidende Erkenntnis
Vishnu	Hindugottheit; "der Erhalter"
Vishnu mudra (f)	Vishnu Geste; Handhaltung für Pranayama und Meditation
vishuddha chakra (n)	Kehlchakra; "Chakra der Reinheit"
vritti (f)	Welle, Bewegung, Aktion
vyakta (n)	manifestierter Zustand der *prakriti*

Y

yantra (n)	"Stütze, Säule"; Diagramm, Energiemuster, geometrische Formen und Strukturen
YAM	Keimsilbe, die das Herzchakra „anspricht"
yoga (m)	"Verbindung, Vereinigung" (*yui* = "anschirren, anjochen")
yoga chitta vritti nirodha	"Yoga ist das zur-Ruhe-kommen sinnlich-mentaler Aktivität" (PYS I.2)
yoganidra (f)	"Yogischlaf"; Entspannungstechnik
yogasutra (n)	"Yoga Merksätze"; klassische Yogaschrift von Patanjali (200 v./n. Chr.)

yogin, yogi (m); yogini (f)	ein Mann/eine Frau, der/die den Yogaweg geht
yui	anschirren, anjochen

QUELLENNACHWEIS

Meditationslehrer

Ayya Khema, Buddhistische Nonne
Bretz, Sukadev – Leitung Yoga Vidya
Choudhuri, Dr. Brahmananda – Yogacharya
Dharmapriya – Iyengar Yogalehrer/Buddhist
Lyon, Ursula – Yogalehrerin/Buddhistin

Literatur

Avalon, Arthur „Sir John Woodroffe": Die Schlangenkraft – Die Entfaltung schöpferischer Kräfte im Menschen, Barth 1994 (6. Auflage, 1. Auflage 1936)
Ayya Khema: Meditation ohne Geheimnis, dtv 1999 (1. Ausgabe Theseus 1988)
Bäumer, Bettina: Upanishaden – Befreiung zum Sein, Heyne 1994
BDY Handbuch: Der Weg des Yoga – Handbuch für Übende und Lehrende, Hrsg. BDY, Via Nova 1991
Bretz, Sukadev: Die Yogaweisheit des Patanjali für Menschen von heute, Via Nova 2001
Calais-German, Blandine: Anatomie der Bewegung. Technik und Funktion des Körpers, Fourier 1994
Descartes, René : Meditationen über die Grundlagen der Philosophie, Felix Meiner 1959
Desikachar, T.K.V.: Yoga – Tradition und Erfahrung. Die Praxis des Yoga nach dem Yoga Sutra des Patanjali, Via Nova 1997
Desikachar, T.K.V.: Über Freiheit und Meditation. Das Yoga Sutra des Patanjali. Eine Einführung, Via Nova 1997
Die Bibel – Vollständige Ausgabe des Alten und Neuen Testamentes nach den Grundtexten übersetzt und herausgegeben

von Hamp, Vinzenz; Stenzel, Meinrad; Kürzinger, Josef. Pattloch 2003

Gammenthaler, Reinhard: Kundalini-Yoga-Parampara. Die lebendige Tradition des Kundalini-Yoga, Simowa 2010

Goldstein, Joseph: Vipassana-Meditation. Die Praxis der Freiheit. Buddhistische Achtsamkeitsmeditation als Weg zu innerer Freiheit, Abor 1999

Huchzermeyer, Wilfried: Das Yoga-Wörterbuch. Sanskritbegriffe – Übungsstile – Biographien, Edition Sawitri 2006

Kaminoff, Leslie: Yoga Anatomie. Ihr Begleiter durch die Asanas, Bewegungen und Atemtechniken, Riva 2007

Karl, Veronica : Sanskrit-Glossar, BDY Studienbegleitheft 1997

Kistenmacher, Gitta: Pranayama. Die Atemschule des Hatha-Yoga. Übungsbegleiter zum tieferen Verständnis der Pranayama-Praxis, Schirner 2012

Maldoner, Helmuth: Yoga Sutra. Der Yogaleitfaden des Patanjali, Raja 2002

Mookerjee, Ajit / Khanna, Madhu: Die Welt des Tantra in Bild und Deutung, Barth 1978

Prakash, Prem / Stoler Miller, Barbara: Yoga – Der innere Weg zur Freiheit, Krüger 1995

Pramschiefer, Petra: Medizinische Grundlagen, BDY Studienbegleitheft 1996

Ramm-Bonwitt, Ingrid: Mudras - Geheimsprache der Yogis, Bauer 1987

Sriram, R.: Patanjali – Das Yogasutra. Von der Erkenntnis zur Befreiung. Einführung, Übersetzung und Erläuterung von R. Sriram, Theseus 2006

Thich Nhat Hanh: Die Kunst des glücklichen Lebens, Theseus 2001

Thomi, Peter: Das indische Lehrbuch Gherandasamhita, Hrsg. Institut für Indologie Wichtrach-CH 2006

Trökes, Anna: Yogameditation. Ein Handbuch, Theseus 2004

van Lysebeth, André: Die große Kraft des Atems – Richtig atmen lernen durch Yoga, Barth 1971

Vivekananda, Swami: Raja-Yoga, Bauer 1988

Walter, Hermann: Swami Svatmarama - Hatha-Yoga Pradipika. Die Leuchte des Hatha-Yoga. Übersetzt 1891/93 von Hermann Walter, Phänomen 2009

Weiß, Hartmut: Quellen des Yoga – Übersetzung und Kommentierung klassischer Sanskrit-Texte zur Körper- und Geistesschulung, Selbstverlag 1995

Wieland, Helmtrud: Das Spektrum des Yoga – Seine weltanschaulichen Grundlagen und Entwicklungen, Hinder + Deelmann 1992

Wiltschek, Ingrid: Mudras – Weisheit in den Gebärden der Hände. Wiederentdeckt für meditatives Körperleben, Selbstverlag 1998

Wolz-Gottwald, Eckard: Die Übungsformen der Weltreligionen, in: Yoga aktuell Nr. 72, Ausg. 1/2012, S. 109

Abbildungen

Grafiken © Sarifa – Visuelle Kommunikation, 2012
Sensenmann © 13881623 iStock

Autorin

- 1957 in Berlin geboren, in Berlin lebend
- Yogapraxis seit 1970
- BDY-zertifiziert (1994 – 98)
- Erfahrungen mit diversen Hathayoga-Schulen
- Zahlreiche Teilnahmen an Yogakongressen, Meditationsretreats und Yogaworkshops
- unterrichtet Hathayoga seit 1995
- M.A. Germanistik / Hispanistik
- arbeitet seit 1986 als Freie Mitarbeiterin beim ZDF (Untertitel für Gehörbehinderte)
- Mutter einer erwachsenen Tochter
- Erstes Buch: *Pranayama – Die Atemschule des Hatha-Yoga*, Schirner 2012

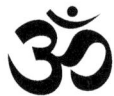